NERU KUU UGOKU*NERU KUU UGOKU

若林理砂

絶対に死ぬ私たちがこれだけは知っておきたい健康の

「寝る・食う・動く」を整える

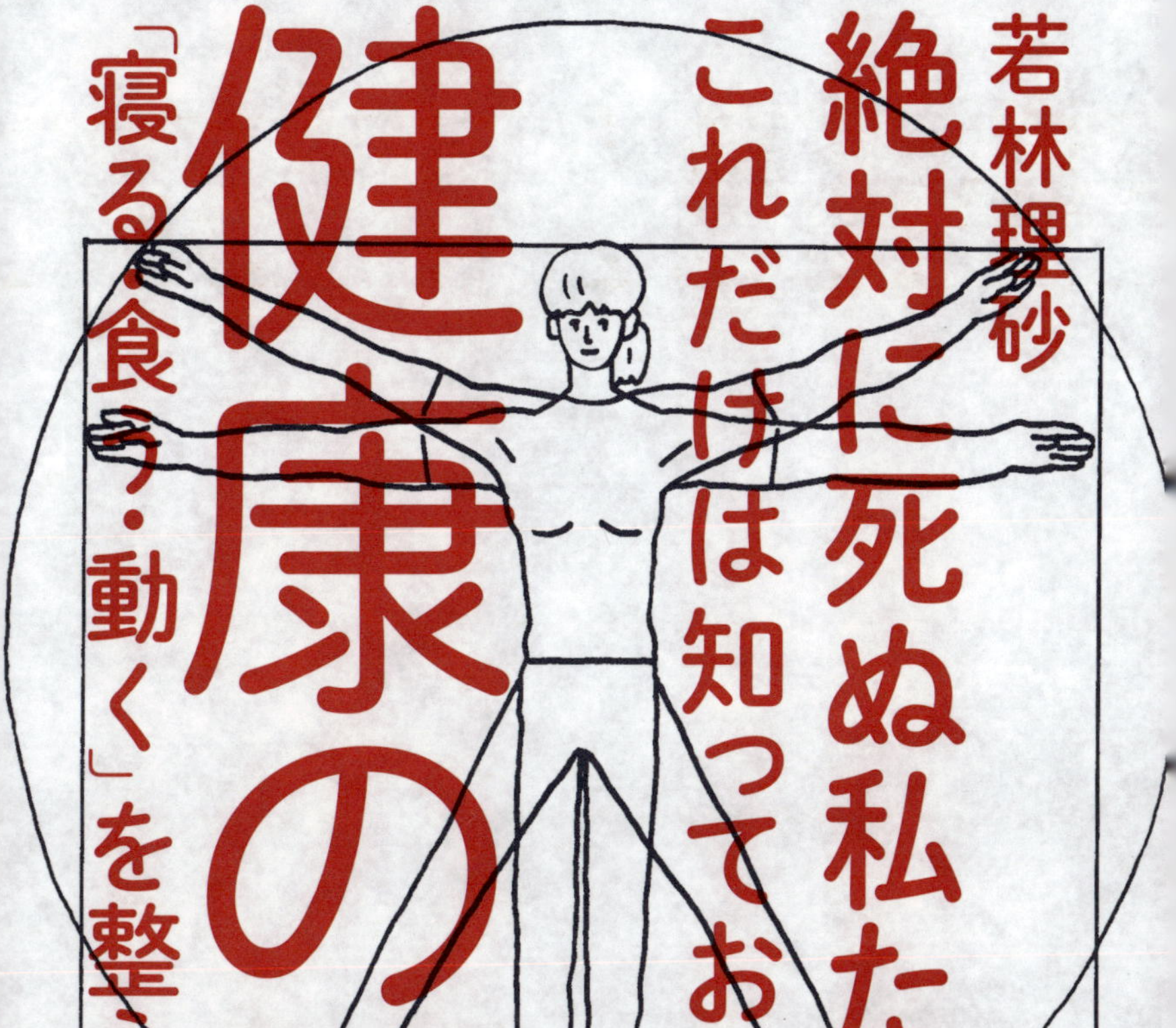

SHIMASHA

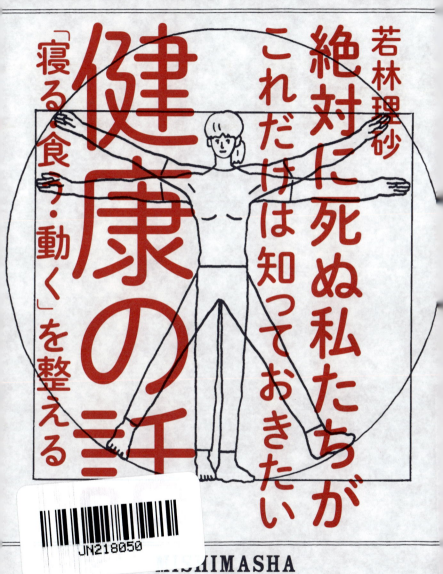

NERU KUU UGOKU*NERU KUU UGOKU

絶対に死ぬ私たちが
これだけは知っておきたい健康の話

「寝る・食う・動く」を整える

NERU KUU UGOKU*NERU KUU UGOKU

はじめに

健康ってなに？

いろんな人から「健康になりたい。どうしたらいいですか？」と、聞かれることが多い私ですが、その都度「じゃあ、あなたの考える健康ってどんな状態なの？」と質問し返すことにしています。そうすると、まあ千差万別・百花繚乱《りょうらん》の答えが返ってくるのです。「病気じゃない状態」「人よりバリバリ働ける」「お肌のツヤがあるとか……」「体のどこも痛くない」「快眠快便？」「晩酌がうまい」などなど。健康って、思っている以上にぼんやりとした概念で、人それぞれ「これが健康」と思う状態が違っているものなのです。

それでは、健康の定義として有名である、ＷＨＯ（世界保健機関。国際連合の専門機関）

の、ＷＨＯ憲章前文からまず引用しましょう。これは、ＷＨＯが達成しようとしている目標である「健康」を定義したものです。

「健康とは、完全な肉体的、精神的及び社会的福祉の状態であり、単に疾病又は病弱の存在しないことではない。到達しうる最高基準の健康を享有することは、人種、宗教、政治的信念又は経済的若しくは社会的条件の差別なしに万人の有する基本的権利の一つである」

"Health is a state of complete physical, mental and social well-being and not merely the absence of disease or infirmity. The enjoyment of the highest attainable standard of health is one of the fundamental rights of every human being without distinction of race, religion, political belief, economic or social condition."

この定義から考えると、「個人が持つ肉体・精神共に良い状態で、社会的にも良い状態であり、しかも病気がなくて、弱いところがない」となりますね……こんな素晴

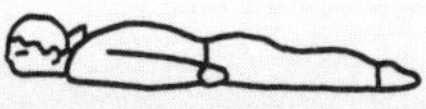

らしい状態、そうそうないですよ。そう思いませんか。私、こんな状態って、1年のうちに数日あるかないかじゃないのかな。

しかも、「到達しうる最高基準の健康を享受することは、すべての人の基本的権利」とまで書いてあります。これだって、相当無理があるんじゃないかしらと思います。先進諸国で実施されている先端医療をすべての人が受けられるようにするとなると、それだけで地球の資源がどのくらい必要になるのかな。少し考えただけでも、地球一つ分だけじゃ難しそうですよね。

百歩譲って、WHOの言うような、完璧な健康をあらゆる人が享受できるとして、加齢はどう考えたらよいのでしょうか。万人に等しく起こる、さまざまな経年変化。これは、時間と同じように一方向へ進むものであって、どうやっても止めることはできません。ボディは少しずつ動きが悪くなるのはたしかだし、どこかしら痛みが出たり、慢性疾患の一つや二つは抱えるのが普通。こうした加齢によって起こる諸々の不具合は、「不健康」なものでしょうか。

「アンチエイジング」のモヤッ

いやいや、人生のそれぞれの段階で、「完璧な健康」があるのだ！　と言うことは簡単だけど、やっぱり目尻のシワは消したいし、膝や腰の痛みだの、白内障だのはイヤ。できれば歳はとりたくない……と心のどこかで思っている方も多いでしょう。「歳をとることはいいことよ。経験や分別が手に入って、人間に厚みが出るし」。たしかに内面的にはそうです。だけど、本音は……。

「ボディは歳をとらず、内面だけ歳を重ねられたらいいのに！」。あいたたた……とか言いながらベッドから起き上がる日は、そんなことを思うでしょ？　私だってときどきはイテテって思いながら起きることがあります。そんなときは40代の私でもそう思うのですから、もっと年齢を重ねた方たちは、もっとはっきりとそう思っているのではないでしょうか。

年齢を重ねて、いわゆる老年期になった患者さんの中には、毎日毎日病院通いをなさっている方がいらっしゃいます。とくに重篤《じゅうとく》な病気というわけではないのです。加齢による関節の痛みや、皮膚の乾燥、その他の不快な症状を「若い頃と同じような」

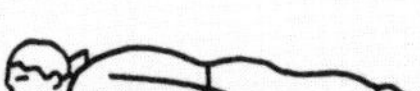

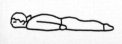

状態へ戻すことが「健康になること」だと思っておられ、それを治しに毎日あちこちの病院へ通い、治らないと病院を変え……と繰り返すのです。

そして、「何度行ってもどの医者に行っても治らないし、『お歳のせいです』って言われるから腹がたつの」とおっしゃる。それを聞いて私は曖昧《あいまい》に笑いつつ、（……これはたしかに加齢性なんだよなあ）と心の中で思うわけです。

「完璧な健康」と言ったときには、若くてピカピカで、元気だった頃の自分の姿を思い浮かべてしまう傾向はありませんか（若い読者にはピンとこないかもしれませんが、そのうちにわかる日が必ずやってきます）。

アンチエイジングなんて言いますけど、あれは多少の先延ばしができているだけであって、本当に加齢を止めているわけではないのはみなさんうっすらと知っていますよね。私がどうもアンチエイジングというものにモヤッとした感覚を持ってしまうのは、「若いは美しい、若いは健康」という考え方の発露であって、歳をとるのは不健康で美しくないというイメージをまったく無批判に広めているんじゃないか？　と思うからなのです。どう頑張ったって、時間は止められないし、歳はとるっていうのに。

神のご意志は全員死刑？

アンチエイジングにいそしむのも、お歳を召した方が病院通いに精を出すのも、私は結局のところ「死」が怖いからだと思っています。みなさん、死ぬの怖くないですか。なんか痛そうだし、死んだらどうなるか誰も教えてくれないし。臨死体験の話だって、たしかにそれは死にかけた体験かもしれないけど、本当に死んじゃった人はどんなものか話してくれないし。

そのときに際して、自分がいったいどういう状態になるのか……だいたいいつ死ぬのかもわからないでしょう？　ひょっとしたら今、上から隕石が降ってきて自分に当たって死ぬとか、その可能性も完全に否定はできず、ある計算によれば１６０万分の１の確率で隕石に当たって死ぬらしいです。

生まれてきたときのことは覚えてないから、べつに苦しくもなんともなかったんだろうと思いますけど、死にそうになっている人って、やっぱりそれなりに苦しそうに見えますしね。

私は、現在までのところ、曽祖母・実母・祖父・祖母の死を体験しています。それ

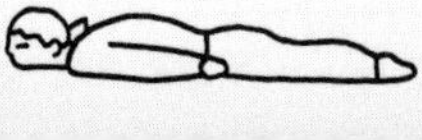

ぞれ亡くなり方はまったく違っていて、亡くなるのを少しだけ見ていたのは曽祖母のとき、完全に看取ったのは祖父のときです。

祖父は肺がんで亡くなったので、呼吸が苦しそうに見えました。私は医学的な知識があるので、その状態が傍目《はため》で見ているよりはひどく苦しい状態ではないと知ってはいるのですが、そうは言っても完全につらさがない状態ではなく……。この世とさようならをするのはそれなりに大変なことのようで、「そうだよなあ、生まれるのも生きるのも死ぬのも大変なことだなあ」としみじみ思ったのです。

エレファントカシマシの「コールアンドレスポンス」という曲の中で、ヴォーカルの宮本浩次さんが途中に挟んでくるセリフがあるんですが、その部分が私、大好きでして。

〝えーご承知のこととは思いますけれども　ここで神の意志を発表させて頂きます。えー発表します。全員死刑です。〟

私がこの曲を知ったのはたしか25歳だかそのあたりの歳だったと思うんですが、初めて聞いたとき、ものすごくかっこいい曲なのに大笑いしてしまったんですね。ホントだ、神のご意志は全員死刑だ、と。そういえば、イエス・キリストは磔刑《たっけい》で亡くなる直前、「エリ・エリ・レマ・サバクタニ（我が神、我が神、なぜ私をお見捨てになったのですか）」と叫びましたが、そもそも人間全員死刑だったのですよね、死すべき存在。

生き物全員のゴール地点

生まれたからには死ぬことに決まっているのに、万人に等しく老いは訪れるのに、その状態をなぜ忌《い》み嫌うのか。これは不思議なことだと思います。みんな生まれてくるし、みんな必ず死ぬことは、生きている人全員が知っています。その上で、若くてピチピチの状態に固執して死を恐怖するって、なんか変じゃない？　と、ある日私は思ったのです。

私自身は、母が亡くなった中学2年生くらいの頃から、死が後ろから追いかけてくる感じがしていて、とにかくそれに追いつかれないようにすることが大事なんだとなんとなく思って生きてきていたのです。

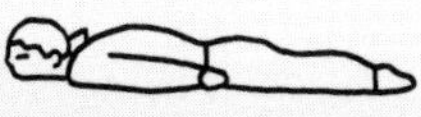

ですが、祖母が突然亡くなり、その後1年も経たないうちに祖父が亡くなり、実家にあったものがすべて主人を失った状態になったとき、「あれ、これって、怖がっても仕方ないんじゃない？　というか、怖がる必要なんかないんじゃ？」と急に思ったのです。だってみんな全員が全員、全部置いて逝かなきゃいけないのに、必ず1回は経験することなのに、そのときになるまでの間を「怖い怖い、嫌だ嫌だ」と言って過ごして、どうするんだろ、と。

死ぬことって後ろから迫ってくるものではなくて、最終的に飛び込んでいくゴールなんだな、と思いました。あれが必要、これが足りないとか、そういった物事が全部必要なくなる地点であって、生き物全員のゴール地点。それが老いであって、死ぬこと。

どうあっても歳はとるわけで、加齢によるさまざまな不調は多少なりとも出てくるのが当たり前です。そういう状態になったからといって、その不調を取り除くことだけに血道をあげて、人生の時間を費やすのってもったいないんじゃないの？　だいたいその不調、取り除くのって、不可能でしょう？

死んでしまうまでの間「いい塩梅」を目指す

仏教では生・老・病・死の四苦に愛別離苦《あいべつりく》、怨憎会苦《おんぞうえく》、求不得苦《ぐふとくく》、五蘊盛苦《ごうんじょうく》の四つを加えて四苦八苦なんて言いますが、これなんて「生きていること全部苦しみ」という考え方ですね。なんかこう、全部苦しいという考え方も、つらいなあと思いますが、これを「諦めること」が仏教でいう悟りなんですな。

諦めると言っても、ネガティブな方面のものではなく、開き直るような感じ。「うん、まあ、そうだね、つらいけど。人生そういうもんだし！」という感覚が悟りの第一歩って言ったら、ざっくばらんすぎる感じがするかもしれないですが、そのような教えなのです。

さて、東洋医学の古典には、「体を大切にすることを知っている賢い人は寿命を全《まっと》うして長命で亡くなる」とは書かれているのですが、「不老不死になる」とは書かれていません。「法則に則《のっと》って体を大切にする」＝「養生」すれば、年老いて多少弱くなっても、ちゃんと最後まで動いて楽しく生きて死ねますよ……と書かれているのです。

私は、これが現代人に欠けている視点じゃないのかなあと考えています。

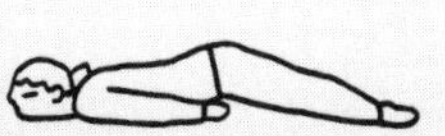

歳とって、それなりにちゃんと動けて、楽しく生きられる、いい塩梅《あんばい》の健康な状態。ニコニコ笑って「はい、まあまあです。けっこう楽しいですよ」と言えるような状態を手に入れる方法は、東洋医学の養生の中にあると思うのです。これって、さっきの仏教でいうところの「諦める」に似ていると思いませんか？

私が実践して教えている養生法をしっかり実践してもらうと、1年も経たないうちに多くの方が「治ったわけじゃないですが、元気になって楽しみが増えました」とおっしゃるのです。「以前は耐えられなかったけれど、このくらいならやっていけます」という言葉もよく聞きます。そして、見た目も若返ります。

これは、別に老化を押しとどめているわけではなく、養生することによって、さまざまな体の資質を無駄遣いせずに、もともと人間の体が持っている機能が万全に発揮されるように仕向けた結果だと思っています。

絶対に死ぬ私たちですが、死んでしまうまでの間、この世をけっこう楽しんで生きられるココロとカラダの「いい塩梅」の状態を目指すのが、私にとっての「健康」だと思うのです。私の最終的な目標は、「ああ、楽しかったなあ」と息をひきとること。そういうの、目指してみませんか。

目次

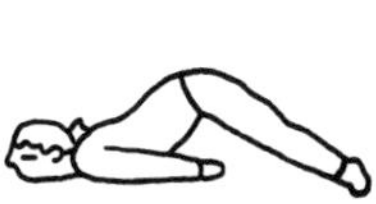

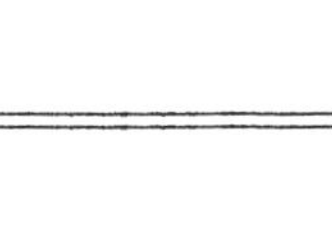

第4章 「寝る・食う・動く」の質を高める

第5章 風邪は引き始めに東洋医学で治す

第6章 生活そのものが養生になる

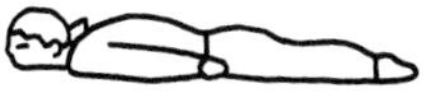

第1章

健康法の棚卸し

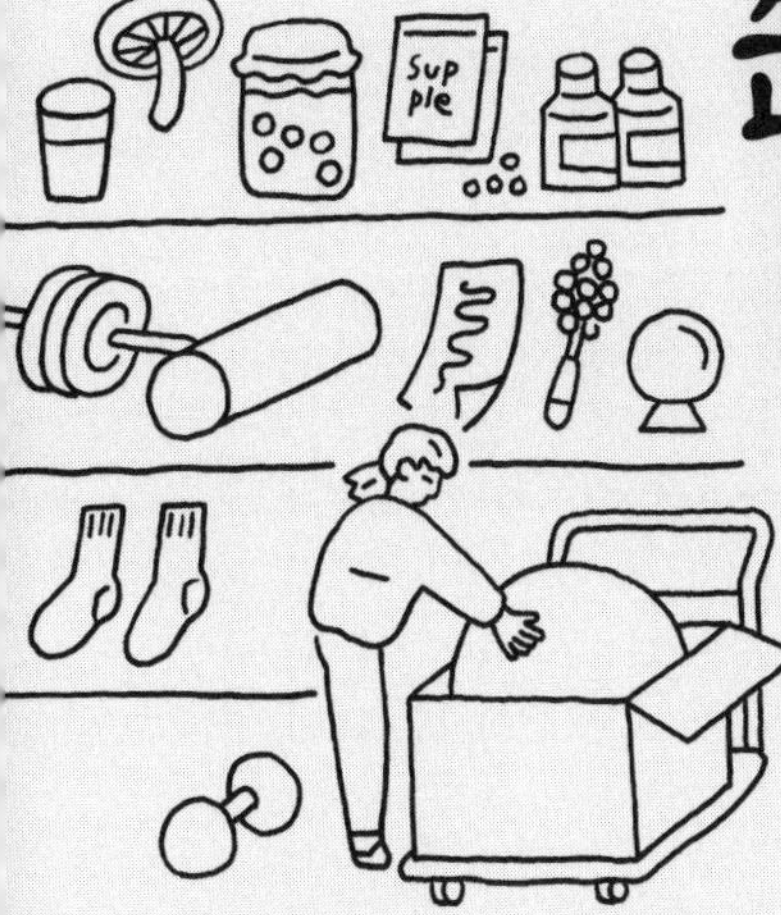

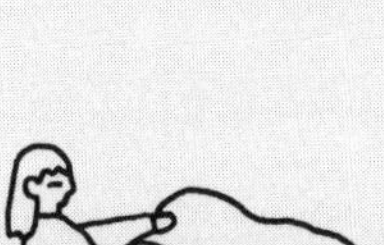

自分の平均余命を知っていますか？

平均余命ってありますね。一般には「平均寿命」と呼ばれているものです。２０１６年の調査では、男性80・98歳、女性87・14歳です。ときどき、自分の年齢を平均余命から引いて、「あと何年くらいか」なんて、やりませんか？　これ、本当はちょっと間違ってる計算なんですよ。知ってました？　２０１６年の調査による「平均余命」は、その年に生まれた子どもがあと何年くらい生きられるかを推定したものなので、現在何歳なのかによって平均余命は違ってくるのです。[※1]

2016年平均余命

	男	女
0歳	80.98	87.14
5	76.20	82.37
10	71.23	77.39
15	66.26	72.42
20	61.34	67.46
25	56.49	62.53
30	51.63	57.61
35	46.78	52.69
40	41.96	47.82
45	37.20	42.98
50	32.54	38.21
55	28.02	33.53
60	23.67	28.91
65	19.55	24.38
70	15.72	19.98
75	12.14	15.76
80	8.92	11.82
85	6.27	8.39
90	4.28	5.62

厚生労働省ホームページより

現在のあなたの年齢はいくつですか？　表からだいたいの平均余命がわかるでしょう。私は１９７６年生まれなので……あと46年くらいですね。とはいえ、この表の通りに生きる保証はまったくなく、１６０万分の１で自分に向かって隕石が降ってきて死ぬかもしれないことは前述した通りです。ただ、「ああ、楽しかったなあ」と息をひきとるのを目指すにあたって、だいたいあと何年くらい、ということを知っておくのは良いと思います。私でいえば、あと46年くらい、自分の体とおつき合いしていく可能性が高いわけです。

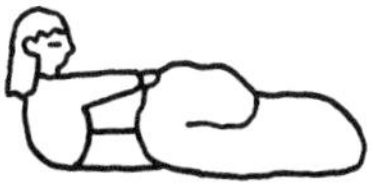

ココロとカラダの不具合を書き出してみる

平均余命をざっくりと把握したら、あなたが今感じているココロとカラダの不具合を、一度しっかり書き出してみてください。それも、できるだけ具体的にです。まずはここから始めましょう。

例

- **いつもだるい**　↓朝起きるときに体が重くて起き上がるのがだるくて「また1日過ごすのか」と憂鬱《ゆううつ》になる
- **なんかつらい**　↓職場でお昼ご飯を食べた後に強烈な眠気に襲われてつらい
- **あちこち体が痛い**　↓夜寝て朝起きるときに肩や首や腰が痛い。しばらく動くと楽になる
- **鬱っぽい**　↓職場でミスを指摘されると長期にわたって気分が落ち込んでしまう
- **太った**　↓気分が落ち込むと甘いものや油っぽいもの、ジャンクフード

を食べて気晴らしするので太った

こんなふうに、「なんかつらい」とか「いつもだるい」という、抽象的な言葉ではなく、細かくシチュエーションまで含めてココロとカラダの不具合を書き起こしてみてください。そして、もし、覚えているなら、その症状が始まった時期がいつなのかも書き添えておくとよいでしょう。

なぜ細かく具体的に書き出すのかというと、ココロとカラダの不具合を曖昧《あいまい》な言葉で表現してしまうと、なぜそうなっているのかがぼんやりとしてしまって、改善するための糸口を摑《つか》みにくいからなのです。

10年物の紅茶キノコ

ところで、今、家の中に健康になろうとして購入したものはどのくらいありますか。健康本や、食卓の上のサプリメント、冷蔵庫の中の食品、あとはBlu-rayやＤＶＤ、ダイエットグッズなんかもありませんか。それと、健康になろうとして対価を払って

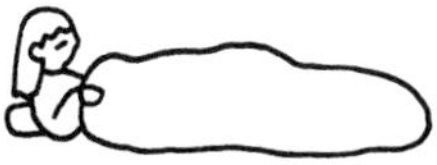

通ったけれどやめてしまったお教室は、いくつありますか。手元にあるものは1カ所に集めて、もう捨ててしまったものややめてしまったお教室は紙などに書き出してみてください。どうでしょう、けっこうありませんか？

私自身が覚えている中でも強烈だったのは、小学生の頃のことです。梅酒を作るために使う赤い蓋《ふた》の瓶いっぱいに何かふわふわしたものが浮いた液体が入って納戸にしまいこんであったのを見つけて、「これは？」と祖母に聞いたら、私が生まれる少し前に流行《はや》った紅茶キノコの成れの果てだった……というもの。その瓶は、10年近く放置されていたのです。

こういった健康グッズの類、先ほど書き出した自分の不調を改善するのに役立っているのかどうなのかもわからないまま、なんとなく家の中に鎮座《ちんざ》ましましていることがほとんどです。だいたい、先ほど書き出したココロとカラダの不調、家の中にある諸々の健康関連商品が改善してくれたのなら、「私、不調はないわ。というか、この本読まなくていいわ」と、今すぐ本を閉じてもっと楽しいことをすればいいのですしね。ということは、それら全部が要らないということなのです。

こうして健康法の棚卸しをしてもらうことによって、今までどのくらい必要のないコトやモノに手間やコストをかけていたのかを知ることができます。

また、死への恐怖心から完璧な健康を目指して、さまざまな健康法に手を出した結果、かえって不健康になってしまう例を、臨床でたくさん見てきました。次項ではそのあたりを、もう少し詳しくお伝えします。

健康法が健康を害す⁉

さて、「健康になりたい人」の実態はどんなものなのか。私が主催しているオンラインサロン「ハイパー養生団」で調査をしてみました。すると、出てくる出てくる！その中でも典型的なものをいくつかにカテゴライズし、ご紹介しましょう。

サプリメント系

・１万円近くするサプリを試しに買ってみては、効かずやめて……を繰り返し

・ビデンスピローサ錠剤。当時ひどかった湿疹を治したくて隔月で購入。数カ月前、ふと思い立ってやめましたが、とくに不具合はなし

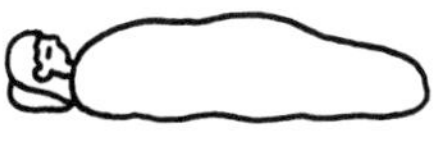

・栄養補助飲料。立ちくらみがひどくて知人に勧められた。たしかによく効いた。でもやめるとすぐに元に戻る

ちょっとしたドラッグストアの店頭を見るだけでも、多種多彩なサプリメントが販売されています。だいたいが、カプセルや粉末、液剤などの薬そっくりな形をしており、「なんだか効きそう」な雰囲気を醸《かも》し出しています。

ところで、こんなサイトをご存じですか。『「健康食品」の安全性・有効性情報』(https://hfnet.nih.go.jp)。これは、国立研究開発法人医薬基盤・健康・栄養研究所の傘下機関である国立健康・栄養研究所という公的機関が作成・管理しているサイトです。

ちなみにインターネット上の健康情報を見る際のちょっとした知識なのですが、サイトの末尾が「go.jp」であれば、政府機関が管理しているサイトですので、内容の安全性が担保されます。また、「ac.jp」であれば、大学などの高等教育機関が管理するサイトですので、これもまたある程度内容が安全であると考えられます。正確な情報を調べようと思った際に、頭の片隅に置いておくと便利です。

試しに『「健康食品」の安全性・有効性情報』で、今まで自分が試したことのある

サプリメントや、今話題の成分を検索してみてください。完膚《かんぷ》なきまでにガッカリさせられます。ほとんどのサプリメントは有効性が確認されていないか、ごく限定的な範囲にしか効かないことがわかるのです。

実際のところ、サプリメント類は肝臓などに負担をかけることもあり、効き目よりも害のほうが勝ることもあります。

さらに、もともとなんらかの疾患があって常に服薬している方は、その薬の効果をサプリメント類が強めてしまったり、無効化してしまったりすることすらあるのです。ある薬剤師さんに言わせると、「お薬手帳にいつも飲んでいるサプリメントも書いておいてほしいです。本当にいろいろなことが起こるので」とのことでした。

食品、食事療法、ダイエット系

・自然食品宅配。１シーズンくらいとってたけど、消費が追いつかなくて続かず
・朝鮮人参茶。効いてるかよくわからない。味がいまいち
・マクロビオティック。なぜかキレやすくなる
・ダイエット用のプロテイン。休止しては思い出して消費。年額2万円くらい

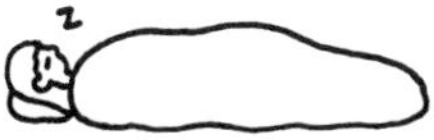

さまざまな食品が「効く」という触れ込みで売られますが、とくにそういった食品を摂ってこなかった戦中戦後世代が長命である事実は忘れないほうがいいと思います。結局、「わりと普通の食生活」が寿命を延ばしてきているのですから。

制限系の食事療法は、極端に偏るものが多く、言われた通りに行っていても栄養不足が起こりがちで、冷え性がひどくなったり、精神的に不安定になったりすることがあります。おそらく一番有名なマクロビオティックは、子どもの発育に必要な栄養素に欠けるため、低体重・低身長になることがあり、幼少期における厳格な実施は避けるべきです。

ダイエットについてはまず、摂取してどんどん痩せる薬剤があるなら、それは普通に考えたら毒薬です。肝障害などの健康被害や事故が多いのがダイエットサプリや豊胸サプリなのです。命を危険に曝《さら》してまで痩せたいか？　と問われたら、みなさんはどうでしょう？

面白くもなんともないのですが、食べたカロリー ＜ 消費カロリーならば痩せるのですよ。痩せられないということは、この不等式が成り立っていないということです。

好き放題に食べて痩せられる方法はありません。

そうそう、腸内細菌叢《そう》のある種の菌群が多いと、摂取したカロリーが人より多めに吸収されるそうですが、これだって、食物繊維が豊富な食べ物＝野菜類を多く摂取することによって細菌の割合が変化し、太りにくくなるという話です。結局、野菜や果物を多く摂取するいわゆる健康的な食事を摂ることで、解決する話のようです。

トレーニング系

・ストレッチポール。安いの買ったら痛かった
・バランスボール。邪魔
・漠然と運動しなきゃとスポーツジムの会員になりましたが、会費を払うだけ
・ランニング。体力つけたいと思って始めたが、余計に疲れるし膝を壊してやめた
・ボディワークのＤＶＤ。仕事から帰って電源をつけるのが面倒でやらなくなった

私も経験がありますが、運動するのに何か道具を買おうとするのは良くない癖ですね。器具がなくても運動はいくらでもできるのに……だいたい、日本の家屋は狭いん

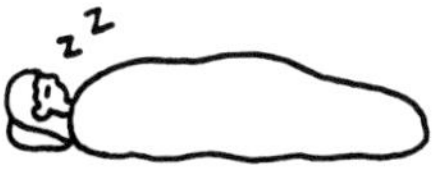

ですよ。使わないトレーニンググッズはただの邪魔な物体でしかありません。

「運動不足なのはわかっているんですが、ジムに行く時間がなくて」とおっしゃる方が、うちの患者さんにもたくさんいます。いや、運動は家でできますし、時間もそんなに長時間行わなくても効果が出るのですよ、と言っても、「どこかに行かないとやる気にならない」と。

突然ランニングをし始める……というパターンも数多く見られます。そもそも、そんなに運動が好きじゃないから運動不足になるのです。元から走るのが好きだったら、今までも走っていたはずなのですよ。そうそう、体重が重すぎる方は絶対にランニングから運動を始めてはいけません。たいてい、膝を壊しただけという結果に終わりますからね。だから、痩せるために走ろう……というのは、無理な考えなのです。まず食事を控えて体重を減らすことからです。


……と、ここまではだいぶ現実的な話に終始していたのですが、ここからはちょっと違います。思っている以上にここから先で論じる分野にかなりの額のお金をつぎ込んだり、人生のすべてにおいて依存してしまっている人がいます。もちろん、必要ならば取り入れればよいのですが、その取り入れ方が問題なのです。

オカルト、スピリチュアル、療法系

・マッサージの方が、どんどんスピ系へいくため、しんどくなってフェードアウト
・布ナプキン。洗濯が大変。生理が軽くなったりとかはまったくなかった
・心霊療法・前世療法。鬱の悪化で引きこもり状態だったとき、万単位の課金をしましたが当然効果なし
・冷え取り健康法。大量に靴下を購入し続け、履き続けるのに疲れたのと、ん？　あんまりあったかくないじゃない？　と気づいた

近年有名になった「冷え取り健康法」は、靴下を重ね履きしたり、半身浴を行ったりする健康法ですが、これは実際のところ、冷え性を治して体の健康を増進する方法というよりも、霊的な問題を解決する方法として考えられたものなのではないかと、私は考えています。なぜなら、創始者が「絹を使うとよいと蚕《かいこ》の霊が教えてくれた」「冷え取りの冷えは物理的なものではない」などと著書や講演録の中で明言している

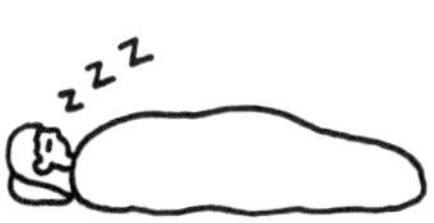

からです。

私は、スピリチュアル系が本来持っている機能は、「人間を恐怖から自由にする」ことだと考えており、呪いをかけて恐怖に縛り付けるものは避けて通るべきだと思っています。私が「呪い」と呼んでいるのは、「〇〇だと××なことが起きるから、△△にしないとダメ」というかたちの言説のこと。そうやって不安感を煽り、自分自身の努力の足りなさが原因で悪いことが起こっているように感じさせるのです。自分に対して呪いをかけてくるものに対して高い対価を支払う意味はないでしょう。良質なスピリチュアルは呪いません。

恋の悩みやちょっとした心配事をこういったいわゆる「スピ系」に委ねるのは良い方法だと思います。スピ系にもそれぞれ得意分野がありますから、適材適所で使い分ければいいでしょうし、頼ったり甘えたりする先としては良いものです。

ですが、人の生き死にや人生の理不尽さに関する深刻な悩みのすべてにおいて、スピリチュアルに頼るのは、少し荷が勝ちすぎるのではないか……と思います。

私としては、重たい悩みの解決や魂の救済を求めるのであれば、古典的な宗教の門を叩いたほうがよいだろうと考えています。現代よりもずっと簡単に、それこそ紙屑《くず》のように人の命が扱われ、個人の尊厳など一般の人間にはなかった頃に成立し、しかも現代に至るまで続いているものは、やはり、人間の苦悩に答える強い力を持っていると思うのです。

私が好きなのは原初仏教の本ですね。たとえば、『ブッダのことば―スッタニパータ』（中村元訳、岩波文庫）などはお勧めです。古典的な宗教のありがたいところは、原著がきちんと翻訳され、私たちが簡単に読めるようになっているところです。

2000年以上前から巫術と医術は区別されていた

何より問題だと考えているのが、こういったスピリチュアル系は魂や精神の助けになるものであって、病気を魔法のように治すものではないということがきちんと認識されていないというところです。しばしば、スピリチュアル系の療法は現代医療を否定します。そのため、必要な治療が行われず、一般的な西洋医学で簡単に治るものが、悪化して治らない状態に陥ることがあるのです。

『史記・扁鵲倉公《へんじゃくそうこう》列伝』に、「病の六不治」というのが書かれています。扁鵲とは、

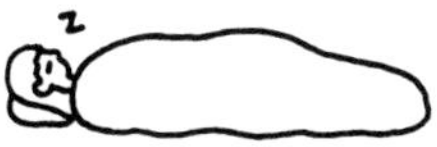

伝説的な名医で、私たち鍼灸師の祖とも言われている人です。その名医が、「こういうのがあると治らないんだよね……」と言っているのです。

人之所病，病疾多，而醫之所病，病道少
病気はたくさんある上、良い医者が少ないところが多いので、病気を治す方法が少ない

故病有六不治
そのため、病気には六つの治りにくい状態がある

驕恣不論於理，一不治也
おごり高ぶって道理を説かれても受け入れない

輕身重財，二不治也
お金のほうが体よりも大事だと思う

衣食不能適，三不治也

着ることや食べることを適切に行わない

陰陽并，藏氣不定，四不治也

陰陽がくっついてしまい、臟の気が定まらない

形羸不能服藥，五不治也

体が疲れ切ってしまい、薬が飲めない

信巫不信醫，六不治也

医者を信じずに、巫女《みこ》を信ずる

有此一者，則重難治也

このうち一つでもあれば、病気が重くなって治りにくい

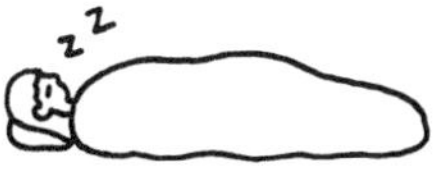

『史記』は、紀元前91年ごろに成立した歴史書です。今から2000年以上前の書籍ですが、その中に「信巫不信醫，六不治也」と書かれているのです。この当時、まだ巫術《ふじゅつ》（シャーマニズム。今で言うスピリチュアルを含む）によって病気を治すことも一般的なことでしたが、扁鵲ら医師は、巫術と医術は違うものだときちんと区別していたということなのです。

たしかに魂の救済は、肉体の状態を改善させます。しかし、はっきりとした物理的な病を治癒《ちゆ》させるには、物理的な医術を使うほうが確実だと思うのです。とくにガンなどの命に関わる病気の場合、その治療法がどの程度の割合で効果を発揮するのか、データで示されます。ですが、スピリチュアルな救済や療法がその病をどの程度治癒させせしめるかは、まったくの未知数です。少なくとも、確率がわかるほうから試したほうがいいだろうな……と思いませんか。

それに、「神のご意志は全員死刑」であるなら、死に至る病からの回復を神に委ねるのはあまり良い方法ではないのではないか、と思いませんか。死を与える存在が、死に至る病や苦悩を取り去る……のなら、なんだかおかしな話です。

なにも足さない。なにも引かない。

ところで、古いウィスキーのＣＭに「なにも足さない。なにも引かない。」というフレーズがあったのを覚えている人はいますか。あれが健康になる鍵だと私は思っています。

健康法をプラスすることは、ここまで棚卸しした物事を見れば、身に覚えのある方が多いでしょう。また、「○○をやめれば健康になる」という、極端な引き算のメソッドも世の中にはたくさんあります。このような足し引きを繰り返しても、結局は何も改善しません。

理由は、土台がゆがんでいるところにさまざまなものを足したり引いたりしても、結局傾いている建物は傾いたままだからです。いろんなものを大量に積み上げてしまった場合、土台がどんなふうに傾いているのかもわからない状態に陥ることすらあります。

ここまで眺めてきて、家の中に転がっているさまざまな健康グッズ、書籍、スピリチュアル系のグッズ、たいして使わないトレーニング用具など、必要なものとそうで

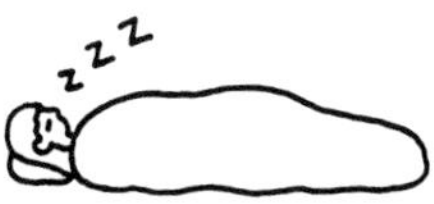

はなさそうなものがはっきりしてきたのではないでしょうか。

続かなかったということは、あなたにはもう必要がないということです。迷わず次のゴミ収集の日に出しましょう……粗大ゴミは所定の手続きをとり、燃えるのと燃えないのは分別して。身軽になったら、次の章へ進み、土台のたて直しに着手しましょう。

コラム

月経を特別視しない

月経をマジカルなものとして捉えるムーブメントがナチュラル志向の人たちにウケたり、患者さんから月経のときの養生についてよく尋ねられたりと、女性にとって月経は特別なものと捉えるのに十分なものではあります。

まあ、12〜13歳ごろから好むと好まざるとにかかわらず、ずっと毎月1週間くらい性器から出血して、しかもそれに伴ってだるいだの眠いだの下腹部痛だの、いろんな症状が付随するという、これだけめんどくさい事柄なんだから、特別なものでもなければなんかムカつくというのもわかる気がします。経血が単なる廃棄物だとか、受け入れたくない事実なのは、たしかにそうなんだけども。

しかも、月経自体が昔は不浄と捉えられ、女性差別の原因となっていたわけでね。これをポジティブに捉え直すために「月の満ち欠けのパワーと同調して起こるのが月経」「月経は自然のリズムに則って起こること。女性のほうが自然の力に近い存在」などの言説を使うのも無理ないのかなあとも思います。ですが、これらの言葉を使って呪いをかけてくる人たちがいるので注意が必要なんですよね。

曰《いわ》く、「市販のナプキンは化学物質が子宮に吸収されるから体に悪い」「高分子吸収体が膣《ちつ》を通って子宮に蓄積する」「布ナプキンを使わないと月経痛や冷え性は治らない」など。他にもお風呂に入るなだの髪を洗うなだの、いろんな行動制限をかけてくる場合も見受けられます。

こういった事柄は信じなくてかまいません。女性を自由にするために月経をポジティブなものとして捉え直すのと相反するものですからね。人を自由にする言説や技術は取り入れる、そうではないものなら無視するというのが私のスタンス。人生いつ死ぬかわからないのに、こういうのに関わり合いになって時間を使うのはもったいないです。

東洋医学では月経は「天癸《てんき》」が発生する年齢になると起こり、「天癸」が潰《つい》えるときに閉経すると考えられてきました。天癸は、性ホルモンだと思っていただいてもかまわないと思います。

東洋医学の古典が記された時代の人間は50歳から60歳まで生きれば上等なほうです。だから、閉経を迎えずに亡くなる女性がたくさんいたであろうことは想像に難くないです。14歳くらいで初潮、49歳で閉経というのが東洋医学の古典に書かれているライフサイクルなのですが、これなら女性は人生のほとんどが月経と共にあることになります。

ですが、現在の平均余命からすると、月経がある期間が、自分の人生の半分を超えないんですね。だから、そうだなあ……「月経時代」を特別視しなくていいと思うのですよ。

閉経したって女性は女性ですからね。

ナチュラルに過ごしたいと思われる方も多いし、そもそも婦人科の敷居が高いという訴えは患者さんからよく聞きます。ですが、月経で毎月寝込むほどの痛みや精神的な落ち込みがあるとしたら、それは医師の診断が必要です。私は臨床上、かなりひどい女性特有の症状が見られた場合は、必ず婦人科の診察を受けてもらうことにしています。理由は、東洋医学的な見立て以外にエコーなどの診断機器も使って鑑別したほうが確実性が増すからです。

鍼灸や漢方が発達した時代には画像診断ができる機械はありませんでした。だから見立てるための脈診や舌診《ぜっしん》が発達したのですが、それもこれも病因をはっきりと捉えるための手立てです。古代人がエコーを見たら、「これ使えばいいじゃん」と言うに決まっています。だから、歯科医と同じくらいに、行きつけの婦人科はあったほうがいいです。

『日本産科叢書《そうしょ》』という、日本における産科婦人科の医学古典、主に江戸時代のものを集めた分厚い本があるのですが、そこに月経中の養生というのは取り立てて書かれていません。なぜなら、月経血が作られる時期にどう過ごしたかのほうが、月経の不調につながるからなんですな。だから、日常の養生のほうが大切なわけです。もちろん、その養生を月経時も続けることが、そのまま次の月経の調子を良くすることにもつながります。

たしかに、月経とは経血が排出される時期ですので、血の巡りを悪くすることはよろし

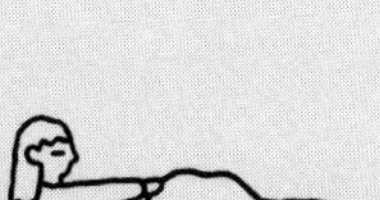

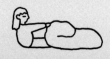

くないとは言えます。血の動きが渋る主な原因といえば、寒さ・冷えなのです。ですので、極端に冷やすような行為は避けたほうがいいです。この場合の冷やすというのは、寒風吹きすさぶ所に薄着で突っ立ってるとか、アイスクリームを連日食べ続けるとか、火を通した食べ物を摂らずになまものだけ、冷蔵庫で冷やしたような食材だけを食べるとか、そのようなレベルのことです。だから、とても物理的な話。市販の生理用ナプキンを使ってはならないとか、タンポンはダメとか、そんな話ではないのです。

あともう一つ。月経中は冷えるのでお風呂に入ってはいけない、洗髪はいけないと書かれている書籍がたまにありますが、これは、時代背景とともに考えるべきことです。明治・大正期ごろまでは、お風呂も、洗髪も、現在のようにほぼ毎日ではなく、洗髪は月に一度かそこら、入浴も月に数回で家風呂はなく銭湯、もしくは小さなお釜のような五右衛門風呂を家族全員で使う、夏はおよそ行水だったわけです。髪は長く、ドライヤーはおろか、タオルすらない。家は隙間風が入る家屋……どうでしょう、わざわざ月経中に入浴と洗髪をしますか。しないでしょう？　少し時期をずらそうと思うじゃないですか。だってこれ、冷えますもん。とくに秋・冬なんかは。

そんな寒い思いをしないですむような環境を手に入れた現代人は、月経中にお風呂も洗髪もしてかまいません。およそ温めれば血の回りは良くなり、月経の症状が軽くなります。どうぞ、気にせずバスタイムを楽しんでください。

第2章

「ハレ」と「ラク」が招く不健康

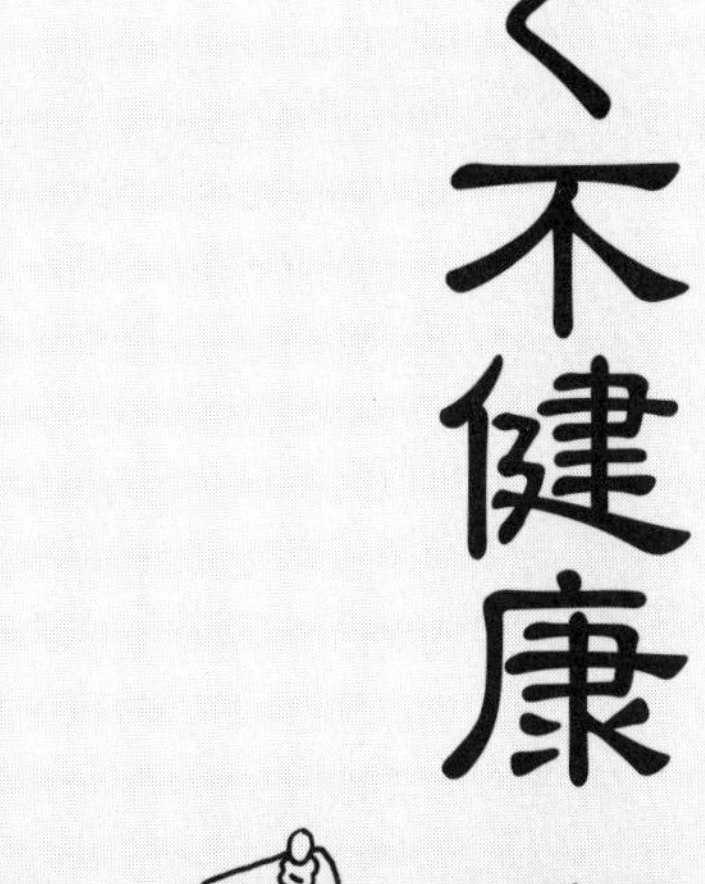

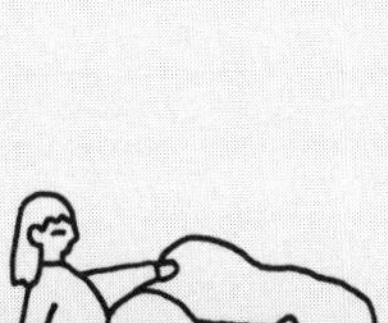

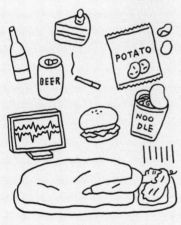

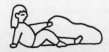

どうしたら不健康になるのか？

さて、棚卸しが終わったところで、いよいよ本書冒頭の「健康になるにはどうしたらいいのか」、という問いに答えてみましょう。

その答えを出すには、「では、どうしたら不健康になるのか？」をまず考えることから始めるとわかりやすいのです。

あなたの身の回りの不健康な人は、どんなことを毎日しているでしょう。その人たちが、自分の土台をどうゆがめているかを思いつくままに列挙してみてください。

・生活が不規則
・タバコを吸う
・太りすぎ、痩せすぎ

・酒を大量に飲む
・甘いもの、脂っこいものが大好き
・野菜を食べない
・遅くまで起きている
・運動不足
・ほとんど歩かない
・外に出ない
・陽にあたらない
・働きすぎ、休まない
・ずっとゲームばっかりやってる
・昼ご飯がカップ麺と菓子パン

不健康が各種そろいましたね……では、これらと反対の行動をとれば、間違いなく健康になるということです。はい、この本、おしまい。

……みなさんわかっていらっしゃるのですよね。こういう行動を全部やめたら健康

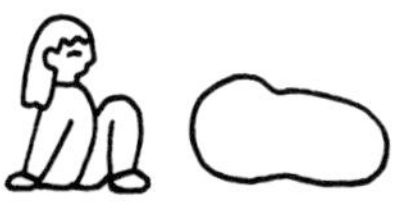

になれるということを。わかっちゃいるけどやめられないから、いろんな健康法をプラスしたり、食事や行動を極端に制限したりして不健康の帳消しや、埋め合わせをしようと試みるのですから。

残念ながら、免罪符は存在しないのです。ならば、どこから手を付けて、どのようにして不健康をやめていくか。まずはそこに絞ってお話を進めていくことにします。

生活習慣に面白みを追い求めてはいけない

先ほどの不健康の正反対、健康的な生活を送るにあたって、最初に手を付けるべきは、寝る時間・食べる時間・動く時間をきちんと決めることなのです。そして、とにかくそれだけを死守することから始まります。

小学生くらいの頃の生活様式がお手本ですから、たしかに面白くもなんともありません。私も、実践していてなんなのですが、面白みはとくにありません。ですが、楽しいとか面白いとかおしゃれだとかで生活習慣を決めてしまっていいものなのでしょうか。

「寝る・食う・動く」は、動物であれば欠かすことのできない毎日の営みです。犬を飼ったこと、ありますか。犬は、寝るのは勝手にやっていますが、食事を与えることと、散歩に連れていくことは人間が先導して行わないとなりません。

犬を飼うことの楽しみというと、一緒に遊んだり、もふもふしたり、なでなでしたり……というところなのですが、散歩や食事は日常生活なので、楽しいも楽しくないも関係なく毎日毎日続けていきます。そのルーチンの中に、ときどき、楽しいことも起こる……というものです。

なんというか、生活習慣に面白みを追い求めてはいけないのではないかと思います。ハレとケという概念があります。ハレの日は、いつもと違って華やかで、夜遅くまで飲み食いして歌って踊って……という日。お祭りの日や三が日なんかがそれにあたりますね。ケの日というのは、ごく普通の日のことで、ハレの日とは対極にある地味な日です。ハレとケ、どちらが日常生活の多くを占めるかと言えば、ケの日です。

昔は、ハレとケががっちり分かれていたのですが、現代ではさまざまに発達したエンターテインメントが簡単に手に入るようになったため、ケの日をハレの日が侵食してきているのです。なので、生活習慣すら楽しくないとおかしいと感じるようになっ

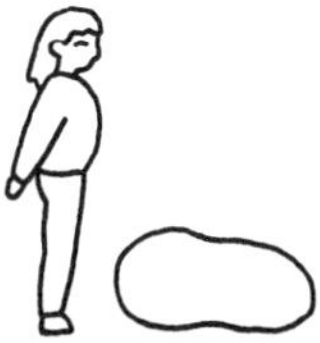

てきてしまいました。

私たち現代人は、祝祭が毎日ないと、我慢できなくなりつつあるのです。

「ハレ」をちょこちょこ消費する不健康

たしかに、テレビを見れば情報番組では美味しそうな外食メニューばっかり紹介し、CMは毎日新製品のアイスクリームやお菓子を売り込んできて、新しいコスメはどんどん出てくるし、ワイドショーでは美男美女がくっついたり離れたりときどき不倫まてでして見せてくれます。インターネットを眺めれば、美味しそうな料理のきれいな写真や美しい旅行先の風景を知り合いがどんどんSNSにアップロードしているし、あの映画を、あの舞台を、あのイベントを逃すなんて！　とみんなが叫んでいます。

そうすると、日常生活を全部それらで埋め尽くしてもいいような気がしてきてしまうのですが、生きるための「寝る・食う・動く」は、ケのカテゴリーに属するものです。ハレを持ち込んでしまうと、いろいろと大変なことが起こってしまいます。

先ほど挙げた不健康の、

・生活が不規則
・タバコを吸う
・酒を大量に飲む
・甘いもの、脂っこいものが大好き
・野菜を食べない
・遅くまで起きている
・ずっとゲームばっかりやってる
・昼ご飯がカップ麺と菓子パン

このあたりは、生活の中にハレが忍び込んできている状態ですね。「だってこのほうが楽しいんだもの」というヤツです。これを続けていると、だんだんハレを感じる感覚が鈍磨していきます。そうして、どんどん求める情報量や刺激が増えていくことになり、少しずつ毎日が楽しくなくなってきてしまうのですよ。ハレに慣れてしまうのです。

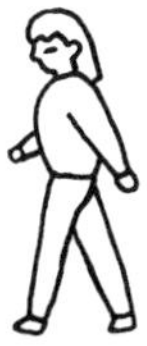

この状態は不幸です……いつもちょこちょこハレを消費してしまうので、「特別なこと」へのハードルが上がってしまい、いろんなことへの感動が目減りしてしまいます。どんなに高級なお菓子でも毎日食べたらただの駄菓子と同じように感じてくるわけです。

生きている間の限られた時間を最大限に楽しむためには、ハレとケをある程度分離させた、メリハリが必要なのです。

「ラク」に生きようとする不健康

次の不健康は、人間が動物であることを忘れてしまったための不健康だろうと考えています。

・太りすぎ、痩せすぎ
・運動不足
・ほとんど歩かない

・外に出ない
・陽にあたらない
・働きすぎ、休まない

人間は、人間以外の動物と同じように、体を動かして生活する生き物です。野生動物は太りすぎることはまずありません。痩せすぎると、死にます。運動不足はありえませんし、ほとんど歩かないですむナマケモノのような動物以外はみんな移動しながら生活します。外に出ない……外しかないですし、洞窟に棲む生き物や夜行性でなければ陽にあたります。疲れれば休みますね。

動物の行動は、生きていくために必要なことで構成されているため、意識してそうしているわけではありません。ですが、人間はラクに生きていけるよう、環境を変えられる唯一の動物です。そのため、普通の動物では選択できない「動かずに食べて生きていく」を実践できるのです。

ですが、人間がこんなに動かなくなったのは、この50年くらいの話。それ以前は脚で歩いて移動し、体を動かして耕作や狩りを行い生きていました。ということで、

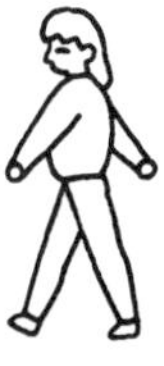

「動かない・外に出ない・適正体重ではない」状態に適応進化するには期間が短すぎて、まだ至っていない状態です。

ですので、上記のような不健康を続けていくと、最終的にカラダの機能を損ない、肉体を使う行動……旅行・買い物・映画を観に行く・観劇する・ライブに行く・人と会う……などを自由に行うことができなくなります。

手数が多いのは自信がない証拠

「働きすぎで休まない」ことは、現代では美徳とされることもあるのですが、私は大問題だと思っています。みんな、ありとあらゆることをやりすぎるのです。

とくに、現代の日本人は、定時に仕事を上がるとか、休日に何もしないとか、手数を減らして合理化することなどに、心の奥で罪悪感を持っている人がほとんどなのではないかと疑っています。手間暇かけて手数を増やして長時間労働することが何より大切で、これをやってさえいれば安心と思い込んでいるとも言えるような気がします。

私は、鍼灸の臨床でよく「手数が多いのは自信がない証拠」と言います。

決め打ちで鍼《はり》が打てて、これで治せると自信がある場合は、鍼や灸の数がとても少なくてすむのですが、自信がない症例ではたくさん鍼を打ち、山ほど灸を据《す》えたくなるのです。無意識のうちに、手間暇かけて長時間やることで自信のなさを補完しようとするのです。

とにかく働いて動き続けなければ……と、回遊魚さながらの生活をしている方は、自分が何かに対して恐怖感を持っているのではないかと、心の中を探ってみてください。その恐怖感には、働き続けること・休まないことでは打ち勝つことはできません。

まあ、たしかに過労でばったり倒れて逝ってしまえば、逃げ切ることはできるのですが、それは目指すところではないですよね。ですから、きっちり休むことを習慣づけることが大切でしょう。

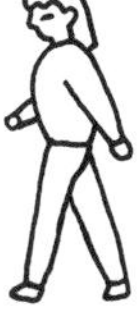

生活が不規則になりがちな職業でも、早寝早起き型への変更は可能

また、仕事のせいで生活が不規則になっている、という方々もいらっしゃいます。こういった状態に陥りがちな職種は、医療・介護関係職や、クリエイター職です。寝食を忘れて仕事をする……というものですね。

医師はこんな働き方を余儀なくされている場合がありますが、もともと気力・体力・知力の全部が揃っていないと医師にはなれないので、なんとかやりこなしてしまいます。ですが、聞いた話では、その中でも外科医は非常にキツイ仕事なので、早く亡くなる人が多いそうです。命に関わる仕事として、仕方のない部分がありますが、なかなか難しいものです。

クリエイター職は、デザインや書籍雑誌編集、漫画家、アニメーター、ゲームデザイナーなどその種類は多岐にわたりますが、なぜか全体的に夜型傾向があり、夜中に仕事をして午前中はほとんど誰もオフィスにいない……なんて話もしばしば耳にしま

す。ひどい場合は職場に泊まって仕事をし、明け方に帰っていく人もいるとか。

こんな働き方をしている人たちは、夜中のほうが仕事がはかどると考えておられるようなのです。それでも患者さんに聞くと、女性は妊娠出産を経ると子育ての関係上、夜遅くに仕事をすることができなくなり、結果的に早寝早起き型に変化することが多いそうです。そして、そのほうが体調が良いと感じて「今まで調子悪くていろいろやっていたけど、意味なかったな……」と思う、とのことでした。

生活が不規則になりがちな職業に就いている方の話で、面白いなあと感じるのは、早寝早起き型に変更しても仕事が成り立っている人がいる、ということです。ということは、大多数の人はそのようにしても、きっと仕事は成り立つのでしょう。社会的な要請で生活が不規則になっていると感じている方は、一度その考えを横において、再度考えてみましょう。

夜遅くまでのおつき合い、休日を侵食してくる接待、雑務で集中できない……、これも患者さんからよく聞く話なのですが、詳しく聞いてみると不必要な飲み会や接待がかなり多く含まれているとか、夜中起きているから出社後は脳が働くまで時間がかかっていたり、一旦中断して食事を摂ると集中が途切れるからといって食事を抜いた

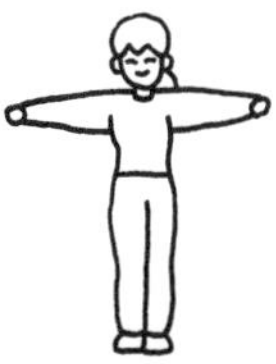

り、寝る時間を遅くしているだけだったりするのです。

集中力を高めるために必要なこと

私は、「何かが原因で集中力が途切れる」というのは半分嘘だと思っています。人間の集中力なんてうまくいっても数十分しか続きません。集中が途切れるときはすでに疲労が進んでいて、途切れるべくして途切れているのです。

そして、「集中するまでに時間がかかる」というのも、おかしな話だと思っています。

動物は狩りをしたり異性にアピールして交尾相手を捕まえたりする際、一瞬で集中してことを成し遂げます。たいていの物事は、その一瞬が捕まえられなければ、どうにもならないのです。

仕事をするにあたって、さまざまな儀式のようなことを行わなければ集中ができない……たとえば、決まったお茶を持ってくる、お菓子をデスクに置いておく、タバコを吸うなどの行動をして助走をしないと集中できないのなら、それは「集中する」ということを煩雑《はんざつ》にしているだけです。コレをやる、と思ったら、時をおかずにそのままそれをやればいいのです。

「トイレに行こう」と思ったとき、煩雑な手順を踏んでからでないと集中して排泄ができないなんて人はいないでしょう。日常生活の動作は、思ったときには体が動くようになっているのです。なのに、わざわざ仕事のときだけ「集中しないと」と考える必要はないのです。

これは、仕事だけではなく、勉強のときも言えることで、読もうと思ったら読む、書こうと思ったら書くというふうに、インターバルと作業との間に何かの儀式を挟む習慣をやめてしまうことが大切です。アレをこうしてこのようにやらないと集中できないし、効率が悪いからできない……と考えるのが一番非効率的です。思ったら、手を動かすこと。人間も含んだ生き物全般はそれができるものなのです。

そして、集中力を高めてハイパフォーマンスを実現したいのだったら、睡眠や食事をおろそかにしてはいけません。繰り返しになりますが、人間も動物なので、よく眠っていなかったり、食事を抜いたりしていると、生物として安定性に欠ける状態になり、思ったようなパフォーマンスが出ないことにつながります。「寝る・食う・動

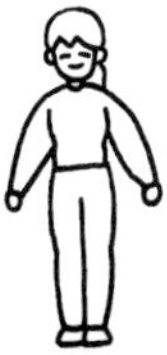

く」が一定しないバラバラなスケジュールを続けることによって生まれる能力の損失は、計り知れないです。

とくに睡眠不足は決定的にパフォーマンス低下の原因になります。大きな原発事故の原因が睡眠不足による集中力の低下からくる操作ミスであったという報告書があります。[※2] さまざまなヒューマンエラーが睡眠不足から起こっており、重大な事故につながっています。こんなにも眠ることはパフォーマンスに影響を及ぼすのです。徹夜を続けて作品を仕上げたり、会議資料を作ったりすることの危険性がわかっていただけるのではないでしょうか。「この集中を切れさせたくないから徹夜する！」というのは、大幅に誤った選択なのです。

「ハレ」と「ラク」の先に待つ危機

本書における「健康」は、「死んでしまうまでの間、この世をけっこう楽しんで生きられるココロとカラダの『いい塩梅』の状態を目指す」こと。なんとなく選択し続けた不健康によって、楽しんで生きられるココロとカラダを手放さなければならなくなるのは、大変不本意なことではないでしょうか。

「いや、ウチの爺さんは好き勝手にやって元気に死んだ」という人もいるでしょうが、それはその爺さんの持って生まれた遺伝子のスペックが高かっただけで、自分が同じように生きて死ねるとは限らないわけです。持って生まれた資質が不養生に耐えうるかどうかは未知数です。楽しいか楽しくないか、好きか嫌いかで判断して選択し続けるとか、気力だけでねじ伏せるようにしていくと、たいていの人は大変な目に遭います。

不養生をし続けて体を壊した方は、全員が全員、誰かからもっと健康に気を遣うようにといさめられていたにもかかわらずそれを続け、壊してみてから「自分は大丈夫だと思っていたんだけど……」とおっしゃるのですから。

一度壊してしまったものは、完全に元に戻すことは不可能です。いわゆる生活習慣病と呼ばれているものはとくにその傾向が強く、一度かかってしまったら一生のおつき合いになるのが通例です。まずはこれを避けるために、「寝る・食う・動く」のための時間を取り分けるところから養生を始めましょう。

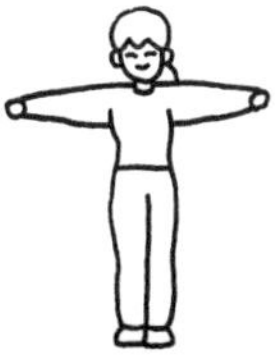

第3章

「寝る・食う・動く」の時間を決める

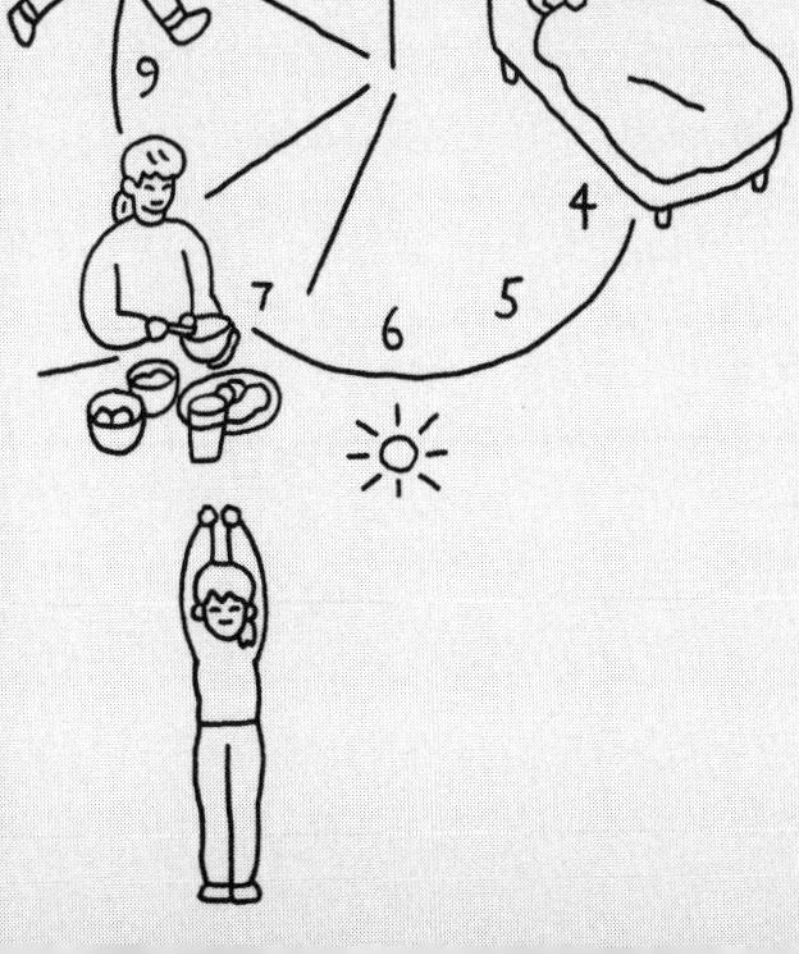

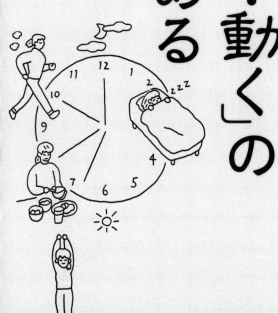

自分の体質を知る

体質……って、よく耳にするとは思うのですが、いったいなんなのか、しっかりと理解されている人は少ないでしょう。東洋医学でいうところの体質というのは、生まれつき持ち合わせているスペックの、どこが突出していて、どこが弱いかを、陰陽や五行という東洋医学的な考えで規定したもののことです。

実際に東洋医学的な体質を判断するとなると、見なければならない項目は多岐にわたり、専門家でないと判断が難しいものです。ここでは、かなり簡略化した形で体質を判定するチャートを使って判断していきます。

あなたは、どの体質でしょうか？

体質診断チェック

冷熱診断

Ⓐ

- □ 手足の先が冷たい
- □ 舌が白っぽい
- □ 顔色が白い
- □ 寒さに弱い
- □ お小水の色が薄い

チェックの数＿＿個

- □ 冷えると下痢や便秘をしやすい
- □ 手足は温かいが、お腹や腰は冷たい
- □ しもやけが出ることがある
- □ 寒いと同時にのぼせを感じる
- □ ちょっとしたことで驚いたり、恐がったりする

チェックの数＿＿個

Ⓑ

- □ 全体が熱っぽい
- □ 舌が赤く薄く表面が割れたりする
- □ 顔が紅潮する
- □ 暑さに弱く、夏は冷房を強めにかける
- □ お小水の色が濃い

チェックの数＿＿個

- □ 肉類で便秘になる
- □ 腸内や胃内にガスが多い
- □ 夢が多くうなされる
- □ イライラしたり怒りっぽくなったりする
- □ 熱感があるのに汗が出ない

チェックの数＿＿個

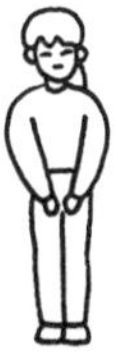

体質診断チェック

乾湿診断

Ⓒ

- □ 目が乾く
- □ 足がつりやすい
- □ 皮膚が乾く
- □ 爪が乾いて割れやすい
- □ 夏でも洗顔後に肌がつっぱる
- □ 冬に手の甲やかかと、指先が荒れる

↓

チェックの数____個

- □ 髪がパサつき、パラパラしたフケが出る
- □ 唇が割れる
- □ 舌・口・鼻が乾く
- □ 便秘でかたい便が出る
- □ 声がかすれ、空ぜきが出る
- □ 舌は濃い赤で苔が無いか薄く黄色い

↓

チェックの数____個

Ⓓ

- □ むくむ
- □ 舌がぽってりと厚い
- □ 体が重くだるい
- □ 汗をかきやすい
- □ 雨の日に体調が悪くなる
- □ お腹がゴロゴロしやすい

↓

チェックの数____個

- □ 口中がねばつき、舌の苔が厚く、色にかかわらず多い
- □ 湿疹が出て化膿しやすい
- □ 目やに、たんが多く出る
- □ 排便がべたつく
- □ むくむのに肌の表面は乾く
- □ 頭皮がベタつき湿ったフケが出る

↓

チェックの数____個

診断方法

「冷」か「熱」、「乾」か「湿」の組み合わせで
4タイプが決まります。

Ⓐ & Ⓓ
→ 冷湿タイプ

Ⓐ & Ⓒ
→ 冷乾タイプ

Ⓑ & Ⓓ
→ 熱湿タイプ

Ⓑ & Ⓒ
→ 熱乾タイプ

冷熱診断

AとBでチェックが多くついているほうがあなたの体質です。AとBが同数の場合、点線の枠内に多くチェックがついているほうを採用します。Aが多い人は「冷」、Bが多い人は「熱」です。

乾湿診断

要領は冷熱診断と同じ。CとDでチェックが多くついているほうがあなたの体質で、CとDが同数の場合、点線の枠内に多くチェックがついているほうを採用します。Cが多い人は「乾」、Dが多い人は「湿」です。

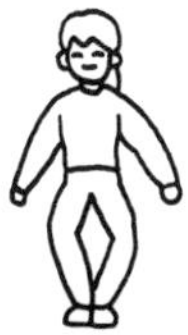

なぜ、「寝る・食う・動く」の時間を決めるのに、体質を判定するのか。それは、体質それぞれによって、行動や思考に傾向が見られるからなのです。

冷湿タイプ：「なんかもうめんどくさくて」「あたしなんて」「だって……（涙）」

冷えと湿気に弱いタイプ。考え込みすぎて行動するのが億劫《おっくう》になったりもします。動き始めが遅く、動くと止まりにくいという性質があります。

【寝る】ふと気づくと遅寝遅起きになりがち。意識して早起きにします。

【食う】甘いものや乳製品、果物、炭水化物が大好き。これらの摂りすぎは、体内の水はけが悪くなりやすいので注意します。

【動く】おしりが重い、運動キライが基本スペック。がんばって少し発汗する程度の軽い運動をいつも心がけるようにしましょう。

冷乾タイプ：「ちょっと動くと疲れます」「生きるのがつらいです」「頑張りたいけど頑張れないです」

とにかくカラダのエネルギーが少ないタイプ。疲労からの回復に時間がかかります。感情表現が薄いため、疲労困憊《こんぱい》していることに気づいてもらえません。ゆっくり動き始め、すぐに止まってしまう特徴があります。

【寝る】もともと体力少なめのため、少しでも睡眠が足りなくなると危険です。睡眠確保は最優先に。

【食う】ほんの少ししか食べられない胃の持ち主なので、回数を多く少量ずつ食べて食事量を確保します。カラダを温める食材、たとえば赤身の肉類、エビやサーモン、くるみなどを食事に取り入れるとよいでしょう。また、ＢＭＩで18・5を下回るような痩せすぎの場合、体重を増やすことが、生きるのが楽しくなる秘訣です。

【動く】動きすぎるとダメージが大きいタイプ。発汗しない程度の運動を続け、体力がついたら強度を上げるようにします。

熱湿タイプ：「えー、なんでーなんでー!?」「声がでかいって怒られた」「私の何が悪

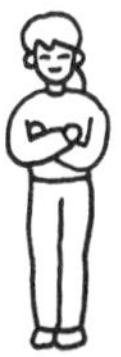

いっていうの！」

カラダのエネルギーが強くて多いタイプ。パワフルで、ストレス耐性も高いのですが、エネルギーが余りすぎると暴走。押し付けがましさが出たりするので、うるさい・しつこいなどと言われがち。動き始めが遅いのですが、動くとものすごい勢いで動き、そして止まりにくい特徴があります。

【寝る】遅寝遅起きになりがち。体力はしっかりあるので早起きをしてしっかり動くことが大切。

【食う】とにかく食べるのが好き。なにかにつけ食べます。甘いもの・脂《あぶら》っこいもの・味の濃いもの・肉類・炭水化物の多食を控え、全体の食事量を少し減らすようにしていきましょう。

【動く】痩せようと思っていきなり運動を始めてしまってカラダを壊すのもよくあること。まずは食事量を減らして体重を減少させ、それから運動の順番で整えます。運動は膝や腰に負担が少ない水中で行うものが一番お勧めできます。

熱乾タイプ：「許せないです！」「もっともっとやりたいんです」「こうすればいいのにみんなやらない」

カラダのエネルギーは強めだけれど、クールダウンが下手なタイプ。細かいことが気になり、ちょっとしたことでカリカリ・イライラしやすいです。動き始めるのが早く、止まりにくい特徴があります。

【寝る】遅寝早起きになりがち。行動は8割に抑えることにして、夜更かしは避けるように注意しましょう。

【食う】なんだかんだと言い訳して食べない方向へいこうとします。食事を抜くことをやめ、カラダを潤して熱を冷ます食材、果物類や乳製品、ごま油（太白）、海藻、葉物野菜などを多めに摂取するよう心がけます。

【動く】なにかと手を出さずにはいられないので、じっとしていられず動き回ってしまいます。ですが、そんなに体力があるほうではないので突然倒れたりします。行動の適量を探ってください。また、運動もやりすぎに注意してください。

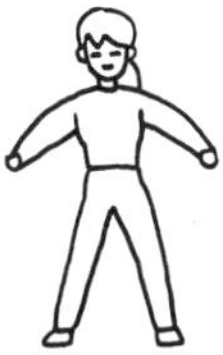

体質によって、「寝る・食う・動く」の時間を決めるのにコツがあります。詳しくは後ほど紹介していきます。

自分の時間割を書き出して、円グラフにしてみる

まず何から行うか。現状を把握するため、1週間、自分がどんなスケジュールで過ごしたかを時系列で書き出してみましょう。「全部なんて覚えてないよ！」という方、1週間かけて日記のように順番に書いてみましょう。

次ページの例を参考にして、主に「睡眠」と「食事」をどの時間に行っているのかを把握できればOKです。

書き終えたら、1日のスケジュールを平均化した円グラフを作ってみましょう。休日モードや夜勤日勤のある方はいくつかのパターンに分けて作成します。

75、76ページの円グラフを参考にしながら、こちらも「睡眠」と「食事」の時間を意識して作ってみてください。

1週間のスケジュール

時間	例	／ （　）	／ （　）	／ （　）	／ （　）	／ （　）	／ （　）	／ （　）
7時	朝食・支度							
8時	出勤							
9時								
10時	仕事							
11時								
12時								
13時	昼食							
14時								
15時								
16時								
17時	仕事							
18時								
19時								
20時								
21時	退勤							
22時	夕食							
23時	入浴							
0時	ネット							
1時								
2時								
3時	睡眠							
4時								
5時								
6時								

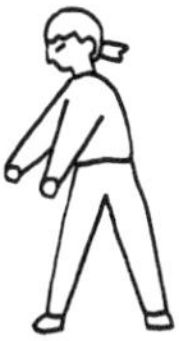

1日の平均的なスケジュール

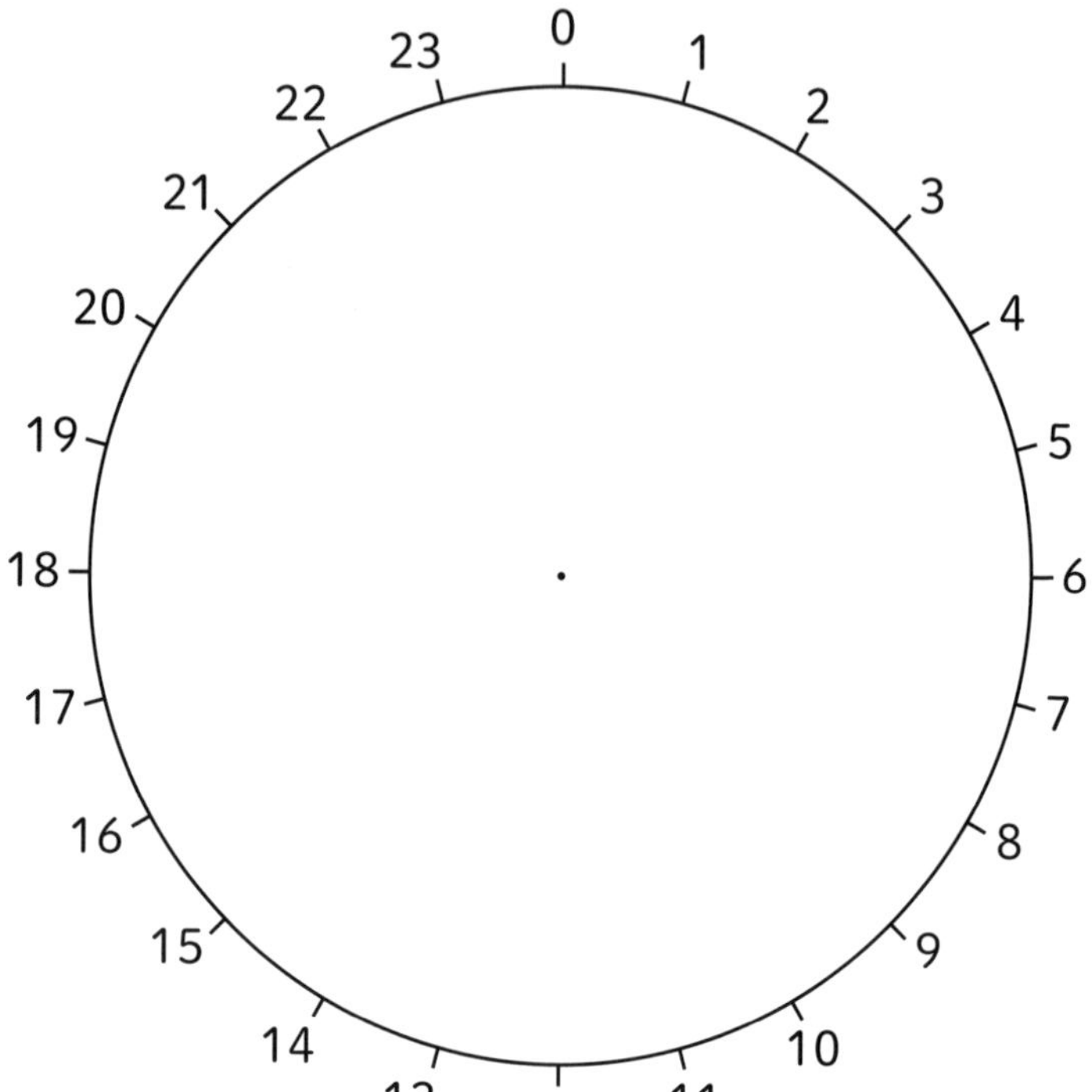

STEP1
まずは「寝る」を固定する

ここからはいよいよ、「寝る・食う・動く」の順番に時間を決めていきます。

私としては「寝る」というのは、RPG（ロールプレイングゲーム）の中での宿屋の働きだと説明することが多いです。ドラゴンクエストで説明しましょうか。さまざまな回復アイテムがゲーム内には存在しますが、たいていの場合、HP（体力）とMP（精神力）のどちらか片方だけが回復するアイテムです。ですが、宿屋で寝ると両方が全回復します。

これと同じように、現実世界でも睡眠をとると全回復するわけなのです。HPだけ回復だと良い食事、MPだけ回復だと、軽い運動でストレスを発散したり、趣味の世界に没頭したり、お酒を飲んだり……なんて行為が該当するでしょうか。

睡眠がとれていれば、食事内容がちょっと良くなかったり、忙しくてレクリエーションが足りなかったりしてもなんとかなるのです。ですから、「寝る・食う・動く」のうち、寝ることの固定から始めると、一番効率よく生活を整えることができます。

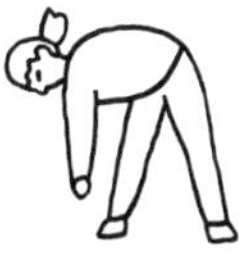

「乾・湿」タイプ別、夜更かし要因

ですが、一番なんとなく後ろ倒しにしがちなのも、寝ることです。寝るのがもったいないとか、なんとなくぼけーっとしていると「あらこんな時間」とかで、布団に入る時間が後ろ倒しになる人、本当に多いのです。

ちなみに、私が養生を始める前の睡眠、それはそれは惨憺《さんたん》たる状況でした。ものすごく遅くまで起きていました。だいたい、1時半、遅ければ2時過ぎくらいまで。なんとなく寝るのがもったいないないと思っており、かといって何か有意義なことをしているわけでもなく、テレビを見ながらお酒を飲んだり、ネットに接続してチャットをしていたりするだけ。あの頃の自分の体調を思い出すと、間違いなくカラダが湿気ている状態ですね。

睡眠開始時刻にばらつきが大きい人で、やたらに早い時間帯に寝はじめる人というのはあまりいません。なぜだかみなさん、遅くまで起きているのです。これには、先ほど診断した体質のうちの、「乾」と「湿」の部分が大きく影響を及ぼしています。

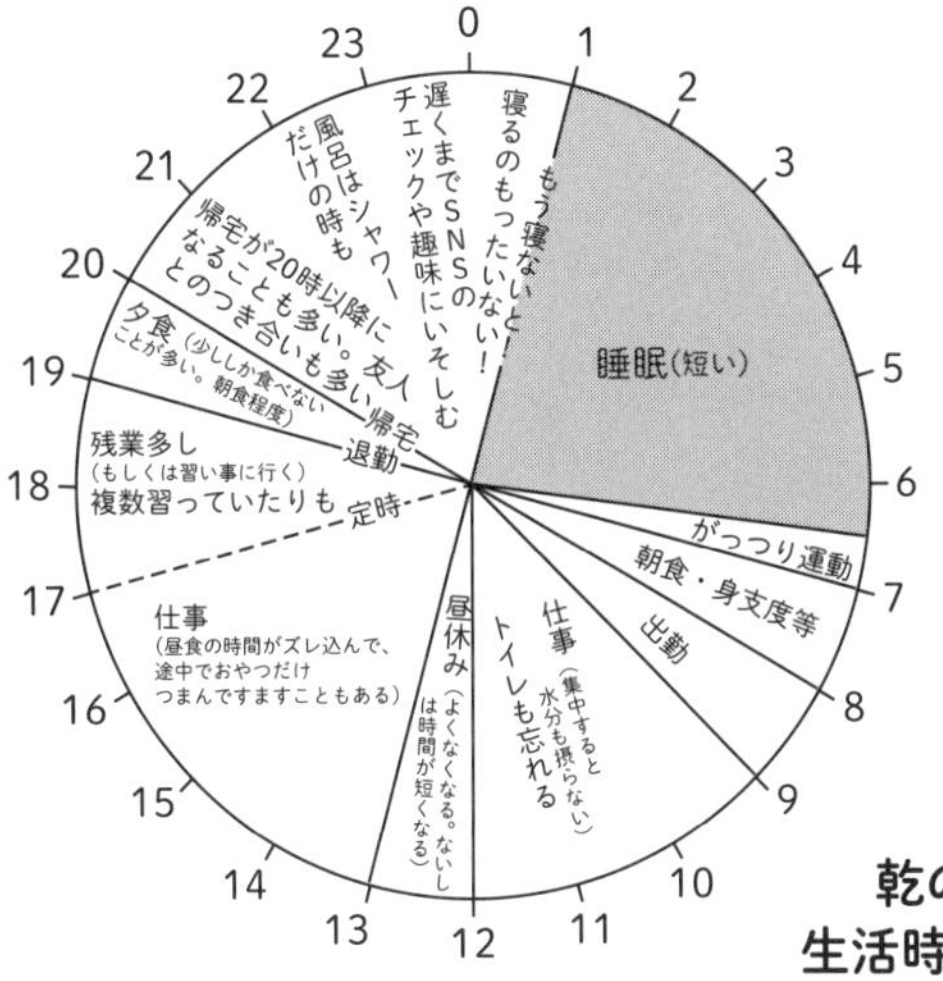

乾の人の
生活時間グラフ

乾の人

予定を詰め込みすぎるのがこの体質の特徴です。じっとしているのがもったいないと感じるのです。そのため、「睡眠時間は短ければ短いほどよい」と考えている人もいるほどです。ひとことで言えば「欲張り」。

ですが、ラジエーター機能が弱いのですぐに熱がこもり、突然動けなくなったりします。もしくは、エネルギータンクが小さいことを自覚しておらず、全部使い切ってガス欠で倒れます。

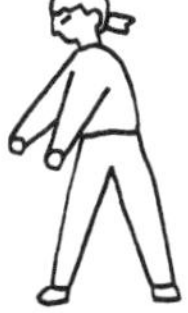

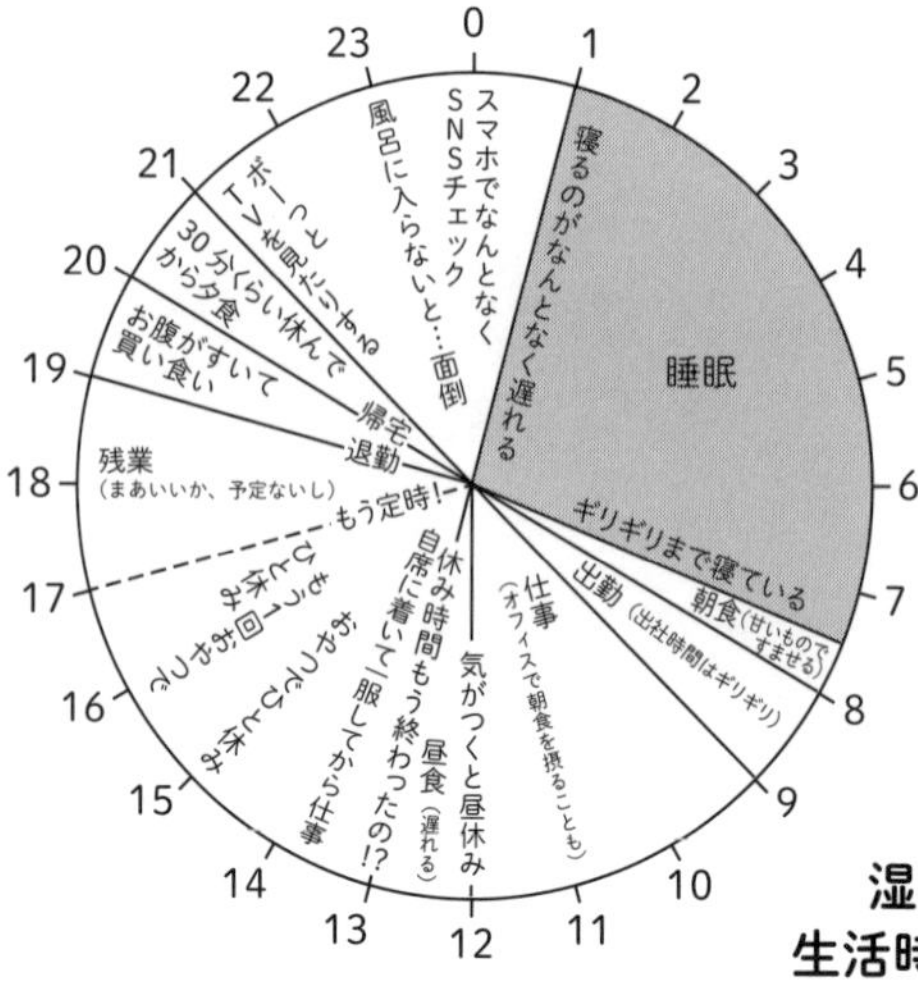

**湿の人の
生活時間グラフ**

湿の人

動き始めるのが遅く、ブレーキの利きが悪い車のような状態が特徴です。たいていじっとしていますが、動き始めるとなぜか徹底的に動いてしまい、眠る時間が遅くなります。本当は長く寝てダラダラしていたいタイプ。日中に放っておくと昼寝し始めるのはこの体質の方です。

もともと体の中の巡りが悪いタイプなので、動かないとうまくいかないのですが、おしりに根っこが生えやすく動けない感じです。ですが、じっとしすぎているると今度は気分が落ち込んだり、鬱っぽくなったりしてさらに動けなくなっていきます。

3重の締め切りを設定して死守する

このように、どちらのタイプでも気をつけないと夜更かしするのが現代人の特徴なのです。乾のタイプは貪欲さ、湿のタイプはおしりに生えた根っこによって布団に入るのを先延ばしにするのです。

ということで、寝る時刻を固定したらそこを守ることから始めます。このとき、3重の締め切りを設定します。いいですか、一つだけの締め切りで守れるのであれば、寝る時間にいろいろな理由をつけたりして後ろ倒しになんてしないのです。だから、3段階で構えます。

・第1の締め切り

この時間に寝たら最高のパフォーマンスが得られるという時刻。

・第2の締め切り

ここまでなら明日は普通に動けるし、パフォーマンスも6割から7割くらいは確保

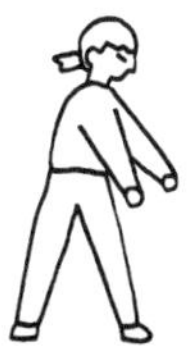

できるという時刻。

・第3の締め切り

ルーチンはこなせる。5割程度のパフォーマンスは確保できるという時刻。

この三つです。第3の締め切りだけは各人共通の時刻が設定されます。それが、夜の0時です。日付が変わる時刻、ここをリミットと考えるのです。夜勤がある場合はこの限りではありませんが、通常の勤務体系の場合、0時には布団に入っていないと慢性的な睡眠不足になることがほとんどだからです。

成人に必要な睡眠時間がどの程度なのかは議論の的ですが、実際の睡眠時間は世界平均でだいたい7時間程度。オフィスに9時には入らなければならないとして、通勤時間と朝食をとって身支度をする時間を考えると7時前には起きるのが通例でしょう。逆算して考えると、どうしても0時には寝ていないと必要な睡眠時間が確保できないことがご理解いただけるのではないでしょうか。1~2時間程度のわずかな睡眠不足が積み重なることでも、大幅なパフォーマンスの低下が起こることが知られています。[※3]

遅くまで起きていて睡眠時間を確保するとなると、朝食を摂らずにギリギリまで寝ているという選択肢がありますが、これを行うと脳の活動が始まるまでに時間がかかってしまうため、午前中のパフォーマンスが低下します。

第1と第2の締め切りは人によってそれぞれ違ってきますし、年齢によっても変化します。現在40代の私の場合、第1の締め切りが10時半から11時の間、第2の締め切りが11時から11時半の間です。思春期から20代ごろまでの場合や、50代、60代、70代ではまったく違ってきますので、「〇時間寝る！」などの数値目標ではなく、あくまで自分の状態を確認しながら適切な締め切りを設定していってください。

……そして、これを決めたら、まずは死守することから訓練開始です。

布団に入る時刻を固定することによって、慢性的な睡眠不足を解消していきます。これがまずできるようになることが大切です。

その理由は、ほかの2本の柱である「食う」と「動く」を行うための気力と体力を回復するには睡眠しかないからなのですよ。ほとんどすべての健康法は、「〇〇をすれば！」形式なのですが、その行動を起こして継続させるには気力と体力が必要なんですね。それがないと、途中で挫折するわけです。だから、まずはしっかり寝ること

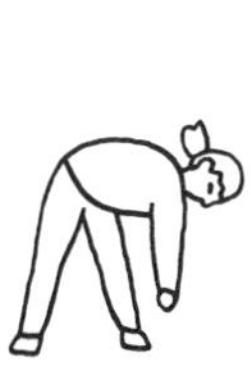

から始めます。ここだけ死守を、まずは1カ月です。

中断しても再開すれば大丈夫

物事を継続するときに大切な考え方がありまして。一度中断したからといって、そこで全部やめてしまう必要はないのです。三日坊主を中1日あけて続けたら、ずっと続けているのと同じことです。もし、1週間あいてしまったとしても1週間と1日目で再開したら、続けているのと同じです。半月あいたとしても、半月と1日目で再開すれば……続いているのです。

再開できるというのは素晴らしいことなんですよ、諦めないってことだから。何か始めると「またやめるんでしょ?」と親に言われて育った人は多いと思うのですが、再開したときに「また始められたね、偉いね」と言われた経験はないでしょう。

一旦中断しても再度すんなり始められる人のほうが、ただただ実直に続ける人より、実生活では強いと感じます。フレキシビリティと楽天さを持ち合わせているからでしょうね。だから、中断することを怖がったり、自分をダメだと思うことはやめましょう。

それと、1週間のうち、1日でも第1の締め切りが守れたとか、第3の締め切りを破らないで1週間過ごせたとか、1日しか破らなかったとか、自分のいいところを見つけてください。できなかったことを数え上げるのはやめましょう。できたことを認めてやるのです。「今日はこれができた」「今日はここまでやれた」と、どんなに小さなことでも、認めてやります。

実はこの工程が足らなくて自己評価が低く、生活習慣を身につけるのが難しい方が多いのです。目標を立てたら、現状の自分を認識して目標と現状の差を測り、毎日の行動でどの程度先に進めたかを確認しつつゴールを目指すのですが、この、「目標」「自分の現状」「どのくらい進んだか」の一番最後に位置している、進捗を確認する行為がごそっと抜けているのです。

そうすると恐ろしいことに、その時点での「自分の現状」が把握できなくなるのです。ほんの少しずつしかできていなくても、できた分だけ自分の立ち位置は前進しているのですが、できたことを評価しない限り、どこまでいってもゴールに着いた感じがしないのです。そうして、いったい自分が何を目指していて、どの方向へ進めばよ

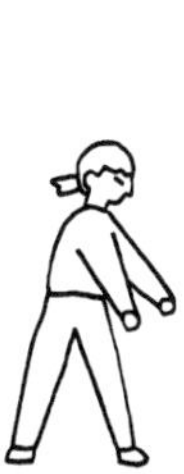

かったのかもわからなくなり、嫌になって完全にやめてしまうのです。これは、とてももったいないことだと思います。

だから、できたことは確実に把握してください。そして、できなかったところは「これからできるようになる伸びしろ」ですので、できなかった自分を責める必要はありません。休み休みでも少しずつでも、やっていけばたいていのことはできるようになるものなのですよ。

STEP2

次に「食う」を固定する

布団に入る締め切りが守れるようになったら、今度は「食う」に手を入れます。食事時間を固定しにかかりましょう。

体質別の食事傾向は、

乾：食事をおろそかにして、なんだかんだと言い訳して食べない傾向

湿：食事に固執して、なんだかんだ言いつつダラダラと食べ続ける傾向

この2パターンです。乾体質の人は、気をつけて食事を摂ることを忘れないようにし、湿タイプの人は「そんなに食べてないですよ」と言い訳せず、間食をやめて食事量を把握するように努めましょう。

体内時計の設定は食事の間隔にも影響されると研究でわかってきています。だから、てんでバラバラの時間帯に毎日ご飯を食べていると、体内時計が整わず、頭と体のパフォーマンスが低下するというわけなのです。毎日、ほぼ決まった時間に決まった量の食事を摂るように心がけます。まずは時間を決めてやりましょう。

朝・昼・夕食の時間の決め方

朝食の時間は起床の時間が決まればだいたい固定できますね。朝食を摂らない人、いますか？　1日3回食事の機会を設けたほうが、1食あたりに摂らないとならない栄養素の量が分散されますし、1回くらいまともな食事が摂れなくてもその分機会が

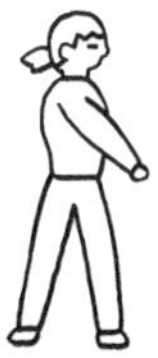

多ければリカバーしやすくなります。だから、私は朝食は摂ることをお勧めします。問題は昼食と夕食。働いている人は周囲の都合によって昼食や夕食の時間が左右されたり、主婦や主夫は家族の帰宅時間によって食事時間が左右されたりします。これを、できる限り固定するのです。人によって昼食が難しかったり、夕食が難しかったりするでしょうが、どちらかだけでも固定するようにしてください。食事を摂ること自体は10分や15分も確保できれば可能なことです。ごく簡単な昼食を用意して会社に持っていくなどの工夫をしましょう。

立派なお弁当でなくてかまいません。タンパク質・野菜・炭水化物がセットになっているものならなんでもいいのです。その際の配合量を、全体量の半分が野菜、4分の1がタンパク質、4分の1が炭水化物となるようにするとさらに良い結果を得られます。

そんなめんどくさいこと考えられないというなら、とりあえずサンドイッチでもおにぎりでもかまいません。炭水化物を一つ、タンパク質源を一つ、野菜か果物を一つ、袋にでも詰めて持っていくことです。海外で子どもらに持たせるランチボックスはそんな構成のもので、ハムとチーズを挟んだだけのバゲットサンドにりんごやオレンジ

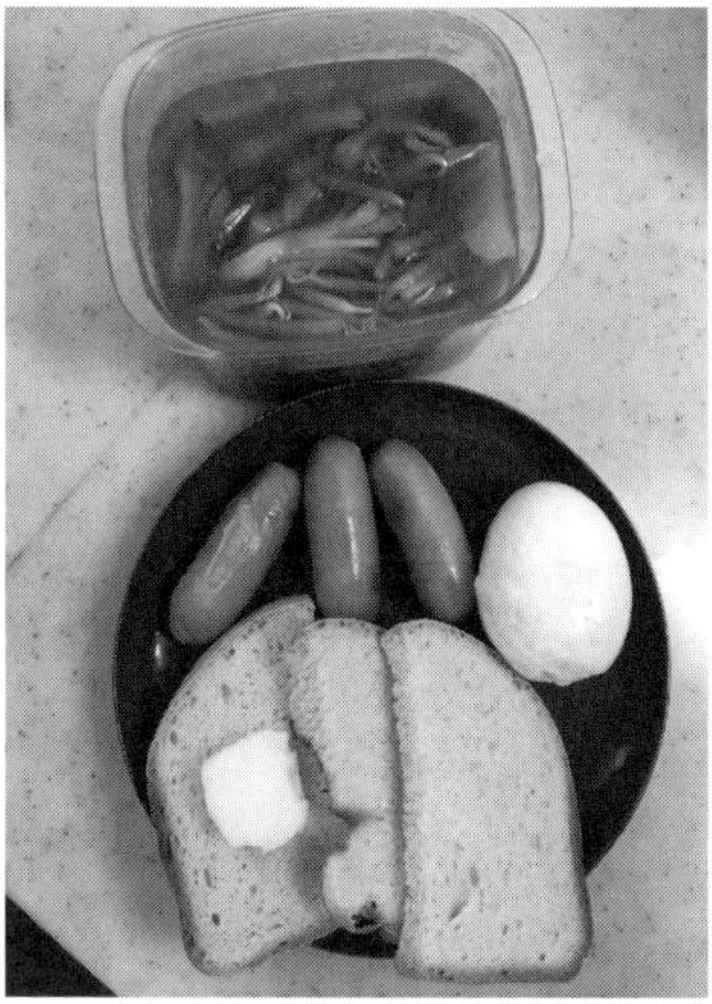

がついてるだけだの、ソーセージにバナナにピーナツバターサンドだの、そんなもんです。私自身が手抜きの弁当を持っていく場合、上の写真のような状態になります。

　トースト、バター、ゆで卵とソーセージ、野菜スープです。このスープ容器は電子レンジで加熱可能の密閉ができるプラスチック容器（無印良品）です。簡素でしょう？　こんなものでも十分です。

　夕食の時間はあまり後ろ倒しにならないよう気をつけます。20時ごろまでには食べ終えるのが理想ですが、難しいなら炭水化物だけ18時から19時ごろまでに摂取しておくとよいでしょう。理由は、あまり遅い時間帯に炭水化物を摂取すると体脂肪へ変化しやすいから。太らないための知恵ですね。

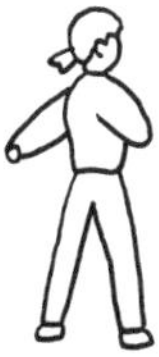

「食べないほうが頭が働く」は幻想

このようにして、自分のライフスタイルに合わせて食事の時間帯を大まかに固定します。私は15分から30分の変動を含んだスケジュールを組んでいます。昼休みが患者さんの予約によって少々前後するからなのですけれどね。

繰り返しになりますが、食事を摂るだけなら10分や15分ですみます。たったこれだけの時間をとることを厭《いと》うのはもったいないですし、「食事を摂らないほうが頭が働く」「食べないほうが体が軽くてよく動ける」というのは幻想ですし、もしそんなふうに頭や体が重くなるなら、そもそもの食事量が多すぎるのです。

簡素な食事をサッと摂り、軽やかに次の仕事に取り掛かるというのは可能なことですよ。楽しんでゆっくり摂るべき食事はそのように、忙しい日の食事は簡素にと、使い分けていきましょう。

先ほども書きましたが、乾のタイプは食事を抜いてしまいがちで、湿のタイプは食事を多くゆっくり摂りたがります。そうしたいのはわかりますが、「いつもその通りでなくてもいいのだ」と頭の片隅に置くようにしましょう。

STEP3
最後に「動く」を固定する

やるべきはラジオ体操

そして最後、「動く」の時間を確保する……これは、最初から確保しようと頑張らないことが大切です。要するに運動をする時間を作るという話なので、もともと運動が苦手なタイプの人は、「運動しよう」と言われただけでもうイヤになってしまうのですからね……。ですが、ここでいう「動く」というのは、別に息が上がって肺が痛くなるような運動を指すわけではありません。

具体的には、ラジオ体操の第1と第2をやる時間を確保してほしいのです。だいたい、通して行って7分程度です。

これに、通勤通学や買い物で歩く時間が20分ほどあれば完璧です。移動のための歩行はもともと生活の中に組み込まれている人が多いので、そこに関してはあまり気に

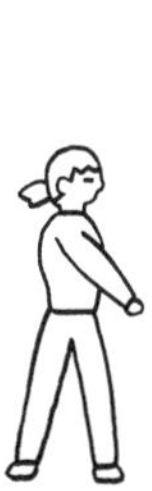

しなくてかまいません。主婦や主夫の方は一度、自分が毎日どのくらいの時間歩行しているのかを測ってみてください。総歩数にして６０００歩あれば十分です。もしも足りないようでしたら、その分だけウォーキングをどこかに足してください。歩くために歩こうとするとたいてい挫折します。日々の買い物などで出かける際に遠回りして時間を稼ぐと便利です。

体質別の運動に対するスタンスは、

乾：動き続けなければならないと思っており、止まれない。継続するのはわりと得意だが、多種類の運動をやりたがり、運動強度がどんどん増す傾向がある。あるときばったり倒れる。

湿：基本的には動きたくない。だが、動き始めると今度はダラダラと動き続け、やめどきを見失う。一つの運動に固執し、ふと気づくと休み休みでも何年も同じ運動を続けていたりする。ちなみに私はこちらのタイプです。

何か新しい運動を始めようとして何度も挫折したことがあるでしょう。それは、運動が苦手なのに、運動の強度が高いものを新たに始めようとしたのが失敗の原因です。

小学生の頃に「なに、これがなんかの運動になるの？」と思っていたであろう、ラジオ体操は、大人になった私たちにとって救世主のような存在です。バカにしつつ一度やってみてください。跳べない・ひねれない・曲がらないのオンパレードで息が上がってきてびっくりしますから。

だいたい7分、なんだかんだ含めて10分の運動を時間割の中のどこかに挟みましょう。私は、朝食後、出勤前の時間を確保するように努めていますが、これは「寝る」「食う」と違って、隙間を見つけて差し込めばOKな習慣です。時間が足りずに朝にできなければ昼休みか仕事が終わって帰宅後に行うようにしています。

朝、6時25分までに起きる方は、テレビ体操を行うのを日課にすると便利です。NHKをつけて、お姉さんたちと一緒に体操を一通りやればよいのです。放送時間までに起きない人は、インターネット上のラジオ体操の公式サイトから、かんぽ生命のサイトへのリンクがあり、そこに動画がアップされています。任意の時間帯に第1と第2を続けて行うことを日課とします。こちらのほうは忘れてしまいがちなので、ス

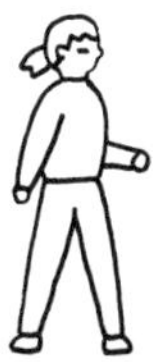

マートフォンのリマインダー機能を使って、いつも行う時間帯にアラームを鳴らすようにしておきましょう。

乾のタイプの人は「こんなんじゃ物足りないし役に立たない」とやりすぎる傾向に、湿のタイプの人は「なんかめんどくさい」とズルズルとやらずにすませがちです。やるべきはテレビ体操放映1回分、もしくはラジオ体操第1・第2を通して1回だけです。それ以上でもそれ以下でもないことを意識してください。

できたことを振り返って確認する

ここまでのSTEP1~3で「寝る・食う・動く」の時間を固定したら、あらためて72ページのような円グラフを作り、壁に貼っておく、スマートフォンの待ち受け画面に設定する、などして目につきやすいようにしましょう。そして、やったかやっていないかをチェックしていくことも大切です。

自分のTwitterで服薬確認をつぶやき続けている方がいらっしゃいますが、良い方法だなと思います。なんらかの形で自分がやったことをカタチに残しておくとよいの

チェックシート

○月	寝る	食う	動く
1日	◎	◎	×
2日	△	○	○
3日			
4日			
5日			
6日			
7日			
⋮	⋮	⋮	⋮

です。私はFacebookのオンラインサロン内に「カポエイラ練習スレッド」というのを一つ作って、そこにずっと自分がやった練習を書き込んでいます。

　自分1人だけが見る場所にそのようなスレッドを設定したり、Twitterアカウントをそれだけのために作っておくなど、自分がやりやすい方法を試行錯誤してみましょう。

　もっとアナログな方法としては、紙にシールを貼ったり、ハンコを押していく方法もあります。昔、ラジオ体操に出席するとハンコがもらえるスタンプカードがありましたが、あれに類するものを使うわけです。

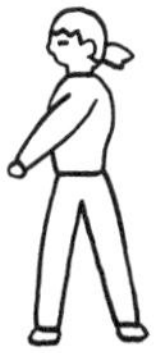

前ページのような感じのシートを用意して、チェックしていくと便利ではないでしょうか。

そして、「寝る」のところでも書きましたが、大切なのは、自分ができたことを振り返って確認することです。できなかったことを反省するより、できたことをまずは認識してください。そして、「これだけできるようになった」と喜んでください。まったくできなかった人も、自分はダメなんだと思わず、「まだまだ伸びしろがあるぞ！　すごいぞ自分」と思ってください。できていないところは、これからできるようになるところ、欠けたところはこれから満ちていくところ、です。

こうして、「寝る・食う・動く」のタイミングがある程度一定にできるようになったら……目安としては6割から7割のキープ率になったら、次の章へと進みましょう。今度は、その内容の質を高めていくことにします。

コラム

アレルギーとのつき合い方

花粉症やその他さまざまなアレルギー症状、一つも持っていないという方のほうが少なくなってきているのではないでしょうか。私は金属アレルギーとなんらかの花粉症を持っています。「なんらかの」というのは、いまだに調べたことがないから。それほどひどい症状にならないので、検査しにいくのも面倒なのでね。

花粉症の漢方薬というと小青竜湯《しょうせいりゅうとう》が有名になりましたが、漢方薬よりもアレルギーにオススメしているのが、本書でご紹介している養生なのですよ。花粉症がひどくなる時期に、お酒や辛いもの、脂っこいもの・味の濃いもの・炭水化物や甘いものの多食を控えてもらうと、かなり症状が軽減するのです。

この食生活って、言ってみれば単なる養生食です。上記のようなものをたくさん摂取する食習慣は、体の中に熱を発生させたり、湿気を多くして鼻水などの分泌物を増やしてしまう働きがあるため、花粉症を筆頭とするアレルギー症状が出ている際は禁忌とされています。

私はアメリカのプレート法（113ページに詳述）を知った際、これは養生食を簡便に

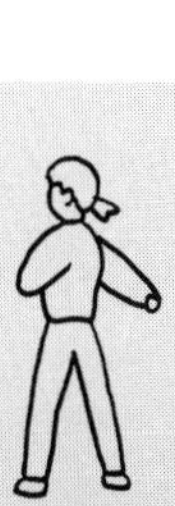

覚える指針になると考え、少し改変して利用することにしました。次章の「『食う』の質を高める七つの習慣」で紹介する方法……全食事量の半分を野菜に、4分の1をタンパク質に、4分の1を炭水化物にする方法がそれですが、この内容が最新の研究で裏打ちされつつあるのです。野菜多め、炭水化物少なめ、毎食タンパク質という取り合わせのことがね。

近年、腸内細菌叢の研究が目覚ましく進んでおり、その中で腸内細菌叢の多様性がアレルギー症状を抑えるための鍵になるのではないかと言われ始めています。どうも、腸内細菌叢に含まれる細菌類の種類が少なく、偏りがある場合に免疫系の暴走が始まり、結果としてアレルギーが発生するようなのです。

もともと腸内細菌叢は主に母親由来のものを乳児期に体内に取り込み、これによって腸内に棲み着く細菌群の種類が決まります。ですが、生活習慣で腸内細菌叢が偏ることがあります。それが、食事内容だというのです。アレルギーが少ない腸内細菌叢では、野菜などに含まれる食物繊維を分解して食べる細菌群が多く含まれ、反対に、アレルギー症状が多い腸内細菌叢では、炭水化物や脂質を分解して食べる細菌群が多く含まれるそうです。

私たちが日々摂取する食事は、自分たちを養うだけではなく、体に棲み着いているさまざまな細菌群にとっても食事なのです。とくに腸内細菌叢は特殊な働きがあるようで、私たちが摂る食事の内容によってその細菌叢に含まれる細菌の割合が変化、優勢となった者たちが私たちの脳に向かって信号を出すというのです。

細菌たちが「もっと脂質を！　美味しい甘いものを！」と叫ぶのです。その信号はまるで私たち自身の意志だと勘違いするように仕組まれており、「私は甘いものと炭水化物と脂っこいものが大好きだからこれを我慢したらストレスになるの」と、延々食べ続けることになる……腸内細菌叢の言いなりです。

どうやらこれが、食事内容のコントロールを難しくしている原因であるようです。だから、「甘いもの！　油！　炭水化物！　フォーエバー！」と心が叫び始めたら、グッと堪《こら》えて野菜とタンパク質を摂ってやってください。これを数日続けると、その叫びは消えます。面白いですよ。

余談ですが、これはダイエットでも有効です。野菜とタンパク質、少量の炭水化物を摂取することを心がけ、たまに甘いものだの脂っこいものだの炭水化物だのの気晴らし食いをしたくなったら、1回だけに限って行うこと。数回続けるとその分だけ腸内細菌叢が増えて、狂ったように「甘いもの！　油！　炭水化物！　or dieeeeee!」というデスヴォイスが脳内に響き渡るようになるのです。叫び声1回なら勝てますけど、デスヴォイスのコーラスには負けるでしょ。だから気晴らし食い、数回続けちゃダメなんです。

……このようにして腸内細菌叢を整えてやると、アレルギー症状が軽快します。鍵は大量の野菜と適度なタンパク質。そして、一つだけサプリメントとして加えるのだとしたら、

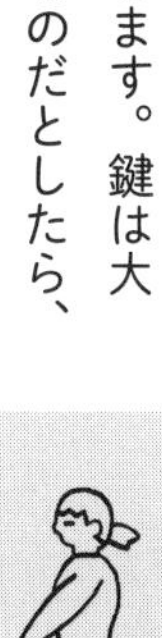

オリゴ糖です。これも、腸内細菌叢の中で免疫の暴走を抑える働きがある細菌群の良いエサになるそうなのです。「甘いもの、欲しいと思ったら、オリゴ糖」。これを標語に養生に励みましょう。

第4章

「寝る・食う・動く」の質を高める

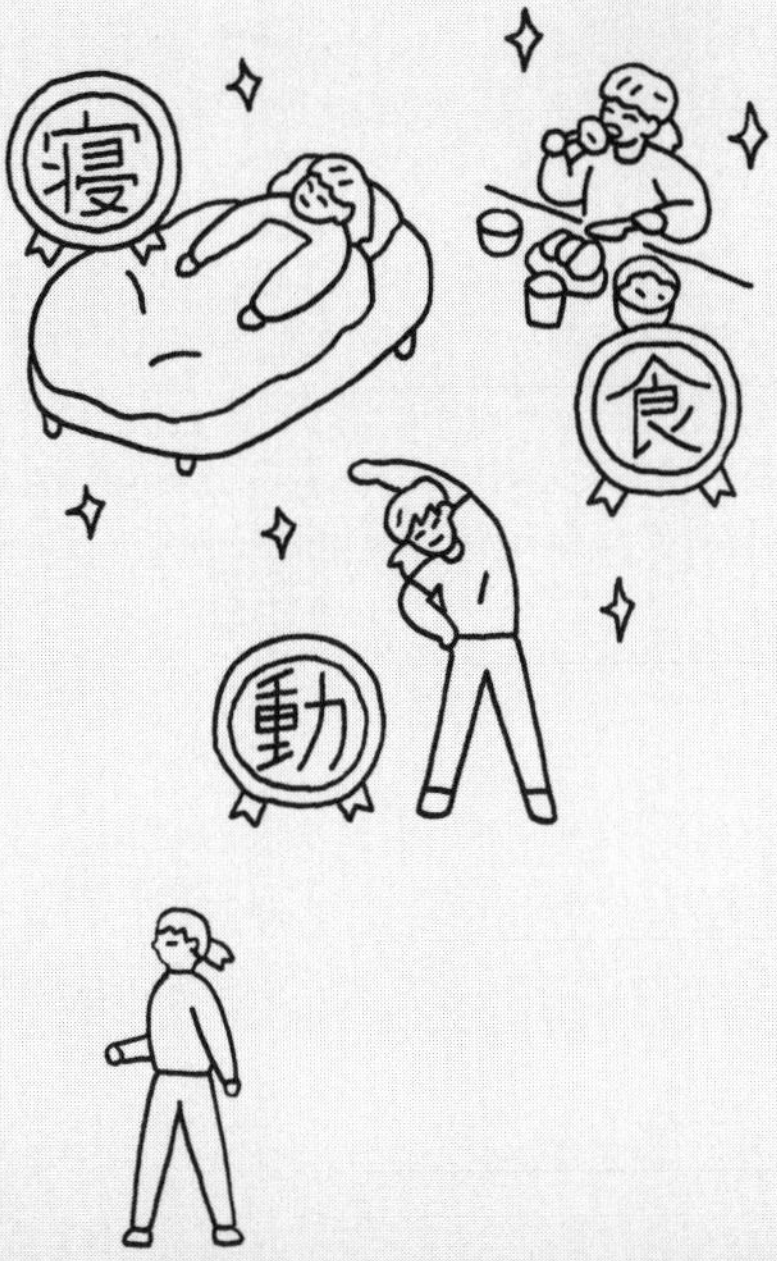

「寝る」の質を高める七つの習慣

寝ることの質を高めるとなると、突然「どんなマットレスが良いのでしょうか？　やっぱりエアウ〇ー〇？　それともテ〇ピ〇ール？　なんとかフレックスとかもありますよね？」とか「いい枕買ったほうがいいでしょうか……」という質問が始まりますが、睡眠の質を高めることに関しては、お金をかければいいというものではありません。それよりも大切なのが、適切な温度管理だったり、寝るときの衣服であったり、寝る直前の過ごし方だったりします。

最初に、いらない健康グッズを全部捨てたでしょう？　また同じように高いものを買ってどうにかしようとしても、同じ轍《てつ》を踏むだけです。せっかく身軽になったところなので、まずはそういう「健康のために高いものを買う」のは無しにしましょう。できるだけ、家にあるもの、現在持っているもので間に合わせていきます。その上で、「これはあったほうがいいなあ」というものを足していくように心がけてください。

1．入浴は遅くとも1時間前くらいまでに

バスタブが自宅についている方は活用しない手はありません。しっかりお風呂に浸かってもらうことで、眠りの質がアップするからなのです。睡眠に入ると深部体温が下がる仕組みを体は持っているのですが、普段の体温との落差が激しいほどよく眠れます。一旦バスタブに浸かると深部体温が通常の体温よりも上昇し、睡眠に入ってからの温度との落差が大きくなるため、眠りが深くなるのです。

ですが、寝る直前にお風呂に入ると体が熱くなりすぎているので、入眠に時間がかかるようになります。研究では15分ほどバスタブに浸かるなら入眠の90分ほど前に入浴をすませておくのがベストだそうです。そんなに早く帰宅できないという方は、バスタブに浸かる時間を短めにして対応しましょう。私自身、15分もバスタブには浸かっていませんね、だいたい5分か10分足らずです。

バスタブに浸かることで血液循環が良くなり、疲労による筋肉の硬直が減少しますし、日中働いて体液が下肢に集まっているところに水圧がかかって静脈へ戻りやすくなることや、自律神経のバランスを改善してくれるなどさまざまな利点があります。

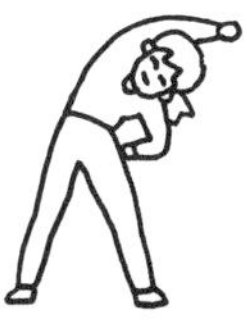

夏でも冷房病により体温調節がうまくいかなくなり、睡眠がうまくとれなくなることがあります。暑いなあと思ってもシャワーだけですませず、少なくとも数日に1度はぜひバスタブを活用してください。

2. 食事は寝る直前にしない

お腹がいっぱいになると眠くなるものなのですが、遅くに帰宅して満腹になるまで食事をしてから眠ると、睡眠時に消化にエネルギーを使うことになり、疲れが取れにくくなります。また、夜寝る直前に食べると太りやすいという欠点もあります。食事はできるだけ午後8時くらいまでには摂るようにしたほうがよいです。

ですが、忙しい方は帰宅が午後9時や10時を過ぎることも多いでしょう。この場合、分食という手段を使います。午後7時から8時くらいまでに食事の炭水化物の部分だけを分けて食べておくというものです。そして、帰宅してからタンパク質と野菜を摂るようにします。こうすることで太りやすくなる原因の糖質を早めに摂取し、なおかつ満腹にならず空腹になりすぎない程度の食事を自宅で摂ることができます。

どうしても帰宅が遅くなるタイプの方は、食事のウェイトを朝食と昼食に持っていくのも手です。晩ご飯を一般的な朝食のような量に抑え、朝昼をしっかり摂るようにします。１日の総量でみて適切な食事量が確保できていればＯＫです。

3. 寝る前の失眠と湧泉のペットボトル温灸

これは私が提唱している「ペットボトル温灸」を使います。ホット専用のペットボトルに、温灸に適した温度帯のお湯を入れて使用するものです。

キャップがオレンジ色のペットボトルを用意して、３分の１に水をまず入れ、そのあと3分の2は沸かしたお湯を入れます。こうすると、お灸したときと同じ温熱刺激を体に与えることが可能な温度のお湯が作れるのです。中のお湯はだいたい70度前後になっています。

使うボトルはオレンジ色のキャップのものだけにしてください。ほかの色のキャップがついたボトルを使うと、お湯を入れたとたんに溶けだしたりします。なお、ペットボトル自体の耐熱温度が80度前後ですので、それ以上のお湯を直接入れないように

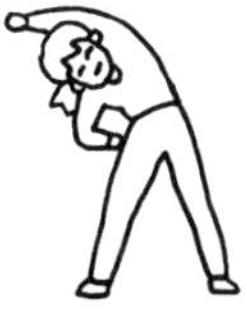

気をつけてください。また、熱伝導率が良いため、やけどの原因となりますので、スチール製やアルミ製のボトル缶も使用しないでください。

温灸の行い方は、

1. ツボ付近の素肌に直接ボトルを当てて、アチっと思ったら離すことが基本。熱さを感じなくとも3秒から5秒で一度離してください。衣服の上からではお灸の効果はありません。
2. これを1カ所につき3回から5回繰り返します。

睡眠を改善する経穴《けいけつ》が、失眠《しつみん》です。かかとの中央に位置しています。お湯の入ったペットボトルを床に置いて踏みつけるようにして当て、3秒から5秒たったら離すことを繰り返します。前述のように、基本は3回から5回ですが、失眠は熱さを感じるまで行ってください。足の冷えがある人はなかなか感じないと思いますので、10回程度行っても感じなければその日はそれで終了とし、毎日続けてください。しばらく続

失眠

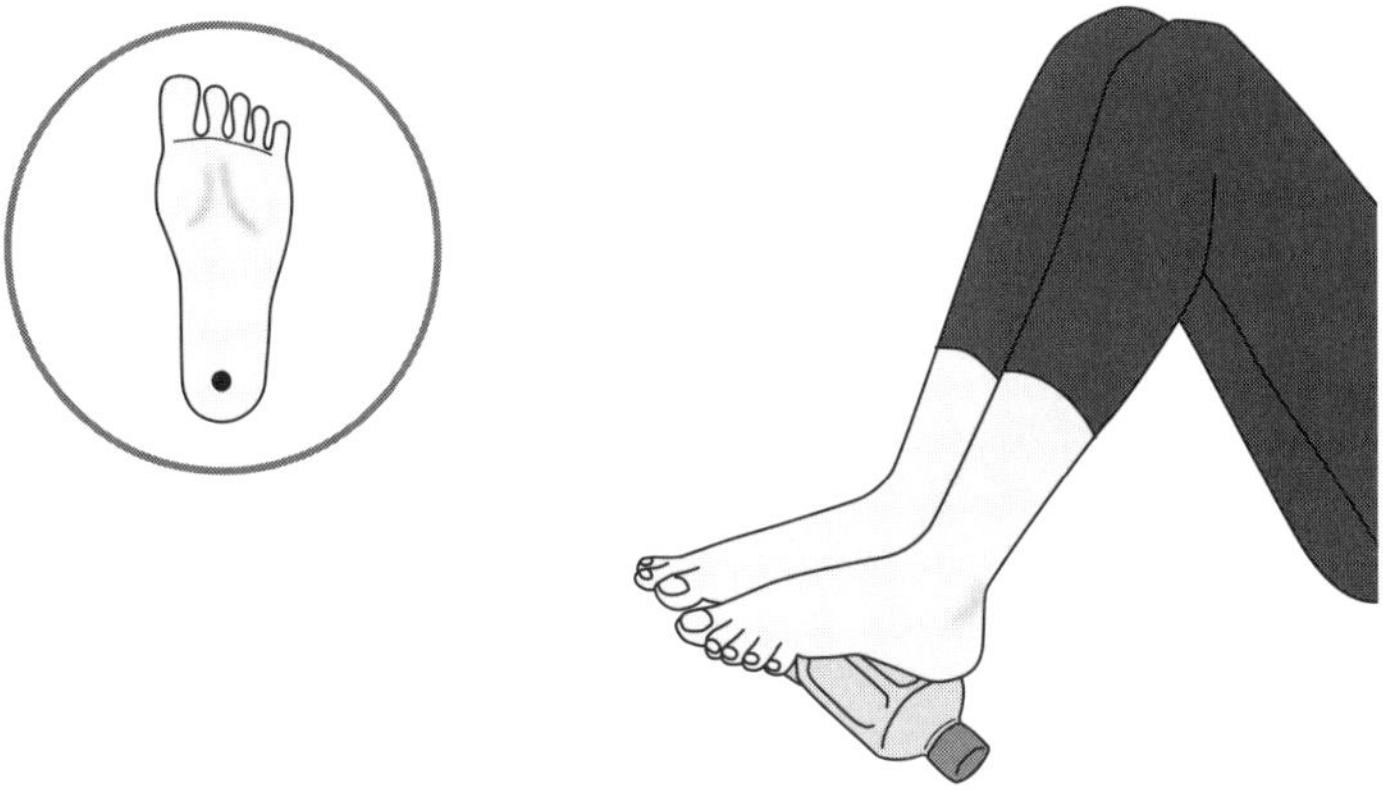

湧泉

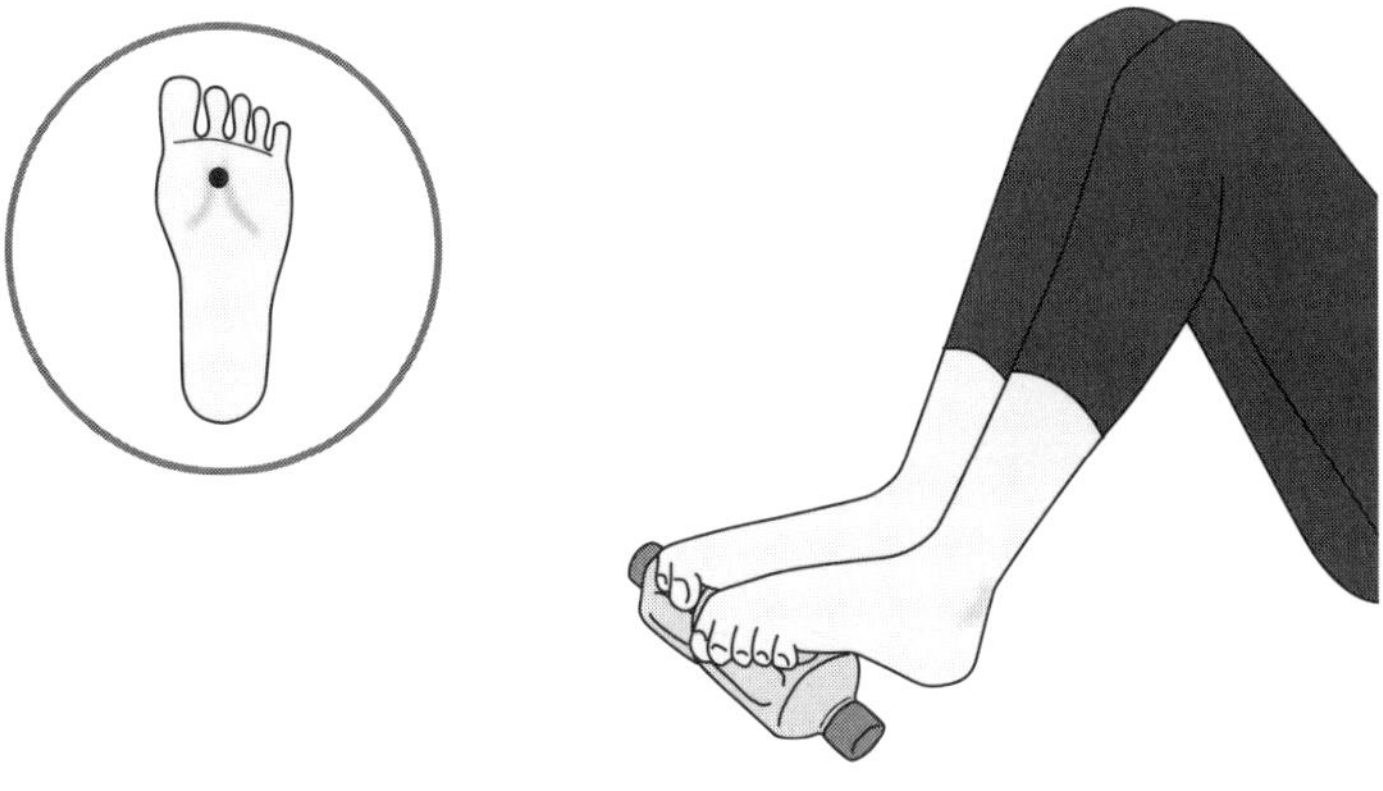

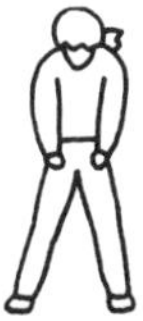

けていると熱さが感じられるようになってきます。

湧泉《ゆうせん》は足の指を全部握り込むようにしたときに、つま先付近で一番凹《へこ》むところに位置しています。ここは、疲労回復に使われる経穴なので、失眠と一緒に行うと次の日の朝が楽に感じられます。ここも、同じようにお湯の入ったペットボトルを床に置いて踏みつけるようにして当て、3秒から5秒たったら離すことを3回から5回程度繰り返してください。

冬はこのペットボトルをそのまま布団に持ち込むと湯たんぽがわりになります。夏場はペットボトル温灸は暑いから……と敬遠されがちなのですが、冷房で足先が冷えて入眠しにくくなっている人が多いのです。失眠と湧泉の2点だけ行うようにしておくと、冷えによるむくみも解消できるのでぜひ習慣にしてほしいと思います。

4. 光を遮断して眠る

電気をつけたまま寝ている人、カーテンを閉めずに寝ている人、わりといらっしゃいますね。「暗いと怖くて眠れない」という方は仕方ないとして、できるだけ眠る部屋は暗くしたほうが睡眠の質はアップします。ウチは寝室の窓には遮光カーテンをかけています。

睡眠に対する光の影響はとても大きいのです。夜勤勤務者が勤務明けに自宅に帰る際、サングラスなどで日光を遮って帰宅し、その後できるだけ暗くした部屋でアイマスクなどをして光を極力避けて眠るようにすると、睡眠の質が改善します。

これとは反対に、寝る直前までテレビを見たり、スマートフォンをベッドで眺めていたり、夜遅くにコンビニエンスストアに入るなど、人工的な強い光を目にしてしまうと、睡眠の質は低下することがわかっています。光が目から入ることによって体内時計がリセットされ、「これは昼間だから起きなければ」と、自律神経がアクティブモードへとスイッチングします。だから、寝るときには光を遮断しないとならないのです。

5．起きたらカーテンを開けて光を浴びる

前項とは反対に、起きたら日光を浴びるようにしましょう。寝起きに強い光を浴び

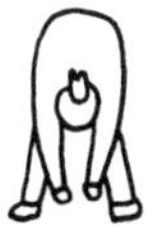

ることによって、自律神経が交感神経優位のアクティブモードへ変化します。暗いままの部屋では目が覚めないのです。

私はガジェット好きです。専門学校時代、友人とソフマップの中古館を見に行ってアップルのNewtonというＰＤＡ（携帯情報端末）を買おうとして止められたことすらあります。腕時計型ＰＨＳを買おうとして止められたこともあります。

そんなわけで、スマートフォンと連動して自動的にカーテンが開け閉めできるガジェットをカーテンに取り付けていたりします。「mornin'＋」[※4]といって、こういうものを使うと、自動的にカーテンが開いて顔を朝日が照らしてくれたりするわけなのですが……寝ている顔のところに光が少し差し込むようにうっすらカーテンを開けておけばいいだけの話でもあります。でもガジェット好きはこういう機械が大好きなので使うのです。

6. 寝室と布団内は適切な温度と湿度を保つ

エアコンは体に悪いからつけないで寝る……なんて言葉を臨床で聞くと、「除湿にしてつけてください」とお伝えします。このところの夏はとてつもなく暑いことがあり、冷やしておかないと慣れない暑さで熱中症になったりもします。

反対に、真冬にのどや口が渇くからという理由で暖房を使用しない方もいらっしゃいますが、必要に応じて加湿器と共に暖房も使用していただきたいものです。

なぜなら、寝室の温度は睡眠の質に直結するからです。暑さ寒さで眠れないと体力を奪われ、睡眠の質どころか、日常生活の質が低下していきます。

エアコンの除湿機能は使い勝手の良い最弱冷房です。弱冷房よりも弱いのです。このモードでつけておくと寒くなりすぎずにうまく眠れる方が多いです。ですが、空気中の水分を取り除いて湿度が下がるわけではありません。あくまで涼しくしてさらっとした感じを演出しているだけです。

ですので、暑さと湿気がある季節には除湿機を単体で使うことをお勧めしています。デシカント方式が安くてしっかり乾かしてくれるので便利です。梅雨時や台風シーズンはこれを、寝室だけに日中かけておくのです。すると布団から何からカラッカラに乾かしてくれます。デシカント方式の除湿機を使うと室温は上昇してしまうので、ここにエアコンを除湿モードでかけてやるととても気分よく眠ることができます。

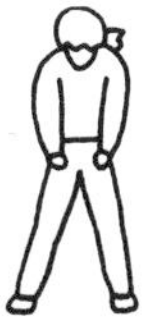

冬場は、暖房と加湿器を同時に使って眠っている人も多いと思います。これも、ごく弱い暖房をつけっぱなしにしておくか、寝る前に切って、起きだす時間の少し前にタイマーを設定して運転開始するようにしましょう。朝寒くて起きられずに布団の中でグズグズする時間が短縮されます。

そして、布団の中の話。高い布団を使うとか使わないとかに意識を持っていかれがちなのですが、それよりも布もののほうが大切だと私は考えています。シーツや枕カバー、寝るときの衣服は、効くかどうかわからない高い布団よりもはるかに安い金額で睡眠の質を改善します。

布団のことを気にするのなら、やたらに高い布団を買うより、安いマットレスを買ってヘタったら買い換えたらいいのです。中央がくぼんできても同じマットレスを使っている人、背中がおかしくなりますから買い換えましょう。

シーツは麻のものが最上だと思います。最近ではだいぶ安いものが出回るようになりましたが、それでもコットンのシーツよりは高価です。私はセール期間中に数枚ずつ買い足したり買い換えたりすることにしています。コットンは汗を吸収すると発熱し、しかもなかなか乾かないため布団内にジメジメ感が出てしまいます。麻は吸湿しても発熱する量が少なく、しかも乾くのが早いため、日本の気候区分にはちょうどいいのです。

寝るときに着るものも、布もののうちに含まれます。裸で寝ると汗を吸収してくれるものがシーツと布団になってしまうため、洗濯が頻繁になり面倒ごとが増えます。かといって、いわゆるジャージやトレーナーを寝巻きに使用すると、汗が蒸発しにくく蒸れたりして体温の調節を妨げ、睡眠の質を下げる原因になります。

ですので、夏は麻か、コットンと麻の混紡の平織りのパジャマをお勧めします。着古しのワイシャツなども便利なパジャマになります。冬はコットンジャージのパンツにコットンの肌着、それと着古しのカシミヤセーターをお勧めしています。お安く販売されているカシミヤセーターや、コットンカシミヤでもいいでしょう。これを、肌着の上に着るのです。

ウールは吸湿して発熱する量が大変多く、さらに湿気を適度に逃がして蒸れないという特性を持っています。通常のウールでもかまわないのですが、肌触りはカシミヤのほうが上。ですので、私は某ユ○ク□のカシミヤセーターの着古しを寝巻きに転用しているのです。虫食いになった高級セーターなどがタンスの隅に眠っている人、寝

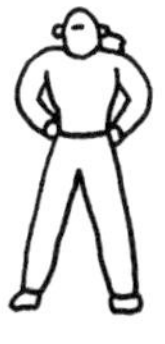

巻きに使ってみてください。とてもよく眠れます。

そして、寒さが厳しい地域にお住まいの方は、薄手のダウンベストやダウンジャケットを着込んで寝てみましょう。試してみるとわかりますが、あれは「着る羽毛布団」です。布団は肩口が寒いのが欠点ですが、ベストやジャケットならその心配はありません。しっかり着込むことで、暖房をごく弱くかけておくだけでもぐっすり眠れます。

7．春夏は早起き、秋冬は遅起き

東洋医学の考え方では、暖かい季節である春は夜明けと共に、夏は夜明け前くらいに起き、秋は鶏が鳴くのと同じ頃に起き、寒い季節である冬は太陽が出るのを待ってから起きる……とされています。

実際、人間の睡眠時間には、季節によって長短があることが調査によって明らかになっています。全世界的に、春夏よりも秋冬のほうが長く眠る傾向があるのだそうで、これは人間という生き物の特性であろうと結論づけられています。

毎日同じ時刻に寝起きすることですら大変なことですし、長時間労働の現場も多い現代社会で、季節によって寝起きの時刻を変えるのはとても大変なことだろうと思いますが、ざっくりと「暖かい季節は少し早く起きる、寒い季節は少し長く眠る」と覚えておくだけでも体のパフォーマンスは改善します。

私自身は暖かくなると5時台に起きることが普通なのですが、冬至から節分くらいまでは7時近くまで寝ています。ですので、冬場は執筆量が激減します。冬は体力を養う季節ですので、労働を減らしてでも寝ておいたほうがいいのです。

もし、冬場に「起きられない……努力が足りない、情けない」などと自分を責めたりしている人がいるなら、それは人間の性質として普通ですから気にしないようにしてください。反対に、夏場に「やたら早く目が覚める、老化かしら？」と思い悩んでいる人がいるなら、それも人間の性質ですのでむしろ「私は野生が残っている！」と喜んでください。季節の流れに呼応しているのですから。

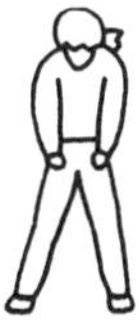

「食う」の質を高める七つの習慣

1．食べる割合は野菜2、炭水化物1、タンパク質1

低炭水化物ダイエットだの、高脂質だの、高タンパクだの、はたまた菜食主義だの、魚だけならいいだの……食べ方に関して現代は百家争鳴《ひやっかそうめい》の状態です。食べ方を論議できるということは、飢えを気にせず、これだけさまざまなものを食べられるようになったからこその状況であると言えます。日本に食べ物が潤沢にあるようになり、飢餓状態にある人や、餓死者がほとんど見られなくなったのはこの数十年のことです。

そうなるまでの長い間、日本人は手に入るものを食べて生き延びてきました。江戸時代後期の平均身長は女性１４５㎝、男性１５５㎝程度。現在と比べるとかなり小さいです。これが、２０１７年では17歳の平均身長が女性１５７・８㎝、男性が１７

０・６㎝になりました。１５０年ほどでこれだけ伸びたのです。理由は栄養バランスの良い食事が摂れるようになったことだろうと考えられています。

ヨーロッパでは、貴族階級と一般庶民では身長差がかなりあった時期が長く続きましたが、これも食事の内容、とくに動物性タンパク質の摂取量の差にあったと考えられています。一般庶民は主にパンで腹を膨らませており、タンパク質や脂質の摂取量は少なかったのです。ですので、私は菜食主義はまったくお勧めいたしません。

東洋医学の考え方では、何か一つに偏った食べ方をするのは体内に気血の偏在を起こすのでよろしくないとされます。だから、高タンパクだの低炭水化物だの、動物性タンパク質は食べないだの言わず、なんでも食べるのが正解だと私は考えています。私が提唱している食べ方は、アメリカのChoose MyPlate[※5]で提唱されているプレート法を元にしているものです。

このプレート法は、21㎝から22㎝のお皿を4分割し、それぞれに果物、野菜、炭水化物、タンパク質を盛り付け、乳製品を1品添えるというもの。私はこれを元にアレンジを加え、半分は野菜、4分の1ずつ炭水化物とタンパク質を盛り付けることを提唱しています。乳製品は1日1回添えればよいと考え、果物はおやつと捉えるように

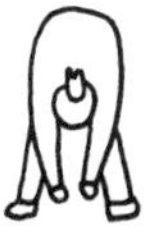

しています。この方法で、アスリートレベルの身体運動を伴う生活をしている方以外はほぼカバーできるのです。

小児の場合は皿の大きさを少し小さくし、盛り付ける割合は同じです。ただし、補食……おやつが入ります。胃が小さく一度にたくさん食べられないのが小児なので、これでエネルギー量を確保するわけです。

一度、自分が食べている食事をお皿1枚に盛り合わせてみて、その割合を見てみましょう。ほとんどの場合、野菜が少なく、炭水化物の量が多い状態に陥っています。販売されているお弁当は半分が炭水化物で占められていることがほとんどです。お皿1枚にプレートのバランスで食事を盛りつけてみて、大まかな量と正しい割合を確認し、バラバラの器に盛っても割合が把握できるように訓練しておきましょう。

プレート法とは別の方法で自分に必要な食料の量を測る方法として、手測り法があります。両手のひらを合わせて水をすくうような形にして、そこに山盛りに生野菜を盛り付けた量が1回の食事で必要な野菜の量です。火を通すとカサが減り、片手に山盛りくらいになります。タンパク質は片方の手のひらから指を除いた範囲に載る程度が1度の食事で必要な量です。ご飯は両手のひらにすっぽり収まる程度のお茶碗にふわっとよそった程度です。パンではこの方法は難しいのですが、8枚切り1枚を1食に充てると考えてください。

プレート法、手測り法のどちらでもかまいません。食事は「なんでも食べる、割合に気をつける」ことを念頭においてください。

2. 季節に合わせて食べる

季節外れのものは食べないというのが、東洋医学の食養生における大原則です。大昔はハウス栽培や冷蔵庫などの設備がなかったため、真冬にトマトやキュウリ、ナスなどの夏野菜を食べたり、真夏にガンガン冷たいものを摂ったり、大量の肉を食べたりすることはできませんでした。

今ではなんてことない普通のことと捉えられている、冬場の夏野菜や夏場の冷たいもの・肉類の多食は一昔前では考えられないことで、冬は冬野菜しか栽培できなかったし、夏場に氷はなく、牛や豚などの大型家畜は一度屠殺《とさつ》すると腐ってしまうため、夏場は鶏肉くらいなもので、できるだけ保存ができる冬場に屠《ほふ》るのが一般的でした。

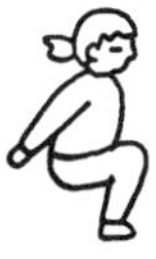

便利になったのはほんの数十年程度前からで、人間の体はまだ冬に夏の野菜を食べたり、夏場に冷たいものをたくさん食べたり、スタミナ料理として肉類をたくさん食べたりするようにはなっていません。ですから、その季節に合わせた作物や食べ方を守ることが体にとって負担のない養生になるのです。野菜や魚の旬をある程度知り、覚えておくことが大切です。

冬場の夏野菜のように本来の旬から外れた時期に栽培した作物は、旬の露地物野菜よりも栄養価が劣りますし、肉類も夏場の家畜は痩せて旨味が少なくなるそうなのです。よく行く焼きとん屋さんの話では「暑い季節のレバーは豚が疲労していて美味しくない」とのこと。肉類にだって旬はあるのです。

また、暑い季節に揚げ物、寒い季節に生野菜を食べるなどの、季節の調理を無視した食べ方も体調を不安定にする原因になります。これは、東洋医学の知恵なのですが、調理の仕方によって体を温めたり、冷ましたりする作用が出るために、暖かい季節と寒い季節では主に使う調理法を変えるのです。

体に与える影響としてはこのようになります。夏場は体を涼しく保ちたいので、生や湯がく、茹でる、蒸す調理を、冬場は体を暖かくしたいので、揚げる、炒める、煮

季節と体質に適した調理法

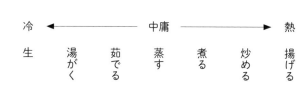

冷 ←			中庸			→ 熱
生	湯がく	茹でる	蒸す	煮る	炒める	揚げる

る、蒸す調理を多く利用するようにします。

　なお、これは体質にも適用できる考え方で、熱タイプなら冷に近い調理、冷タイプなら熱に近い調理を増やしてやるとよいのです。例として、真夏に熱タイプの食事を調えるなら、煮る・炒める・揚げるの調理法は使用せず、生や湯がく程度のものを多用します。冷タイプの食事なら、真冬に生や湯がく程度のものを摂らせることはさせませんし、真夏でも少量にとどめさせます。

　習熟してくると季節と体質、それとその日の天候の具合とを勘案して食べるのですが、これはとてもクリエイティブな作業で、ピタッとはまったときは本当に美味しく感じるものです。練習が必要なことですが、私はやってみる価値がある知恵だと実感しています。

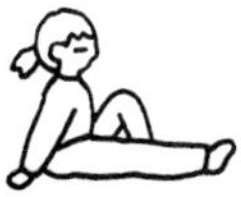

3. 水分の適量・種類・温度を覚える

「健康のために1日2ℓの水を飲んでいる」という話、いまだによく耳にしますが、これは飲みすぎです。人間は1日に2・1ℓの水を必要としますが、これは食物に含まれている水分を合わせた総量なので、水単体で2ℓ飲んでしまうと飲みすぎになるのです。実際は、1日に水分補給として飲むべき量は1・2ℓから1・5ℓ程度です。これを、1日中少しずつ飲むのが正解です（運動中はこの限りではありません）。

トイレに行くのが嫌で飲む量を極力抑える人がいますが、トイレに行かないということは、体内で発生している老廃物を溜め込むということ。生命活動で排出される老廃物は、一定濃度以上になると有害になるので、体内で薄めて無害な濃度に保つために水分を貯留するようになります。その結果として水分をあまり摂っていないのにもかかわらずむくみが発生したりします。あまり飲まないのにむくみが出ると感じている方は、適切な量の水分補給を心がけてみてください。意外なくらいスッキリします。

なお、お茶やコーヒーはカフェインの作用で飲んだ量よりも水を尿として排泄させてしまうので注意が必要です。水分を補給するために飲むものは、ノンカフェインのお茶類か水・白湯などに限ります。

なお、カフェイン自体が体に悪いというわけではなく、あくまで水分補給として利用するには利尿作用があるので不適であるというだけです。私、紅茶もコーヒーも緑茶もほうじ茶も大好きです。ときどき、「先生はもちろんノンカフェインですよね」と、打ち合わせ先で白湯を出されたりすると……気を遣ってくださっているのだけれど、ちょっと寂しくなります。

もう一つ、水分の摂り方で注意したいのは温度です。常温を基本として考え、季節によって変化させます。冬場は常温でも冷たいことがあるので、少し温めたり、温かいノンカフェインのお茶や白湯を飲みます。夏場は冷蔵庫で少々冷やした程度の温度（5度くらい）を冷やす限度とし、氷は使わないことです。5度よりも冷えていると胃腸での吸収を阻害してしまい、体を素早く冷ますことができないのです。なお、温度の上限は15度程度です。夏場の水分補給は熱中症予防として大切なことなので、温度にも気を配ってくださいね。

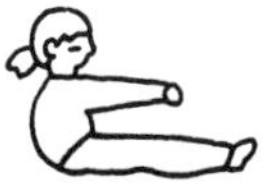

4. 大人におやつはいりません

じつは、似たタイトルの拙著が存在します。文字通り、大人におやつはいらないのです。食が細くてとおっしゃる方の中には、記録を取ってみると甘いものの間食がたくさん挟まれていることがあります。1食あたりに食べられる量が少ないからおやつを摂るのだとおっしゃるのですが、おやつの内容が問題です。アイスクリームやチョコレート、クッキー、ポテトチップスなどのお菓子類がほとんどで、食事がわりになるようなものを摂っている方はほぼいません。

人によってはポケットやバッグの中に、キャンディやチョコレート、ガム、スナック菓子の小袋をいつも持ち歩いていたり、オフィスの机の中にも常備されているなんてことも。パンケーキやドーナッツ、デニッシュなどを食べながらクリームやシロップがこってりかかった飲み物を飲んで、カロリーが気になるからと晩ご飯を抜いたりする話も耳にします。

子どもたちは必要なカロリーに対して胃が小さすぎるため、補食を摂ってカロリーが足りるようにするわけですが、一般的な生活を送る大人は補食が必要なほど体を動かしていませんので、おやつ類は必要がないはずなのです。お菓子類は脂質と糖質に栄養が偏っており、カロリーはあるけれどもその他の栄養素が足りず、正規の食事量を確保せずにお菓子を食べていると貧栄養の状態に陥ります。これが原因で不調に陥っている人も少なくありません。

そもそも、甘いお菓子は子どもの頃に「そんなにたくさん食べてはいけません、おやつは1日1度、食べたら歯を磨きましょう」と言われていたはず。オフィスでチョコをつまんだ後にいちいち歯を磨いている人は見かけたことがないですし、1日1度だけではなく四六時中口をモグモグさせていたりします。それでいいのでしょうか……子どもには「ダメ」って言うでしょう?

毎日甘いものやスナック菓子を食べる習慣がついている人は、丸1カ月間やめてみましょう。やめるものの範疇には、甘みがつけてあるヨーグルトや保健機能食品、アイスクリーム、チョコレートスプレッド、ピーナツバター、ジャム、シロップ、清涼飲料水などいわゆる「お菓子」「スナック」の範疇に入らない甘いものも含まれます。やめ始めて数日は恐ろしく甘いものが欲しくなりますが、しばらくするとおさまってきます。

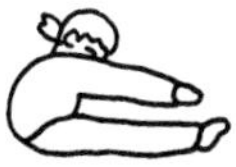

東洋医学の考え方で、甘いものの多食や四六時中の飲食は体のエネルギーを吸収して気血を作る脾胃《ひい》を壊してしまうと考えられており、だるくなったり、元気が出なくなったり、場合によっては鬱々とするようになる原因とされます。おやつの摂りすぎは、そのとき一瞬は楽しめますが、長期的に見ると心身の不調につながり、人生を楽しくなくするものなのです。

やめたお菓子の分だけ1日の摂取カロリーが減りますので、痩せ気味の方は食事内容を充実させないとさらに痩せてきてしまいます。タンパク質や脂質、炭水化物を増やして対応しましょう。だんだんと元気が出てきます。太り気味の方はそのままの食事量をキープすると徐々に痩せていきます。ダラダラ食いは、お腹いっぱい食べるわけではないのに、カロリーだけかさんでいくので知らず知らずのうちに肥満の原因になっていたりするのです。

こういった「おやつ」は、コンビニやスーパー、ドラッグストアなどで簡単に手に入るので、無意識に手を伸ばしてしまいます。せっかく大人になったのですから、食べるなら特別なときに、洋菓子店や和菓子店からきちんとしたお菓子を買って食べましょう。毎日ダラダラと駄菓子を食べ続けるよりも、ずっと楽しい経験になりますよ。

5. アルコールは薬物です

私はかなり飲めるほうで、以前は底なしに飲んでいましたが、飲んだ翌日は全体的なパフォーマンスが下がることがわかってから休日前以外は飲まなくなりました。これも、飲んでいるときは楽しいのですが、長期的に見ると心身の不調を引き起こし、人生を楽しくなくするものなのです。まったく禁酒する必要はありませんが、メリハリがある飲み方が大切です。

アルコールはタバコと同じく依存性のあるドラッグで、明確に発がん性があるとＷＨＯから認定されている薬物なのです。もちろん、大量に飲み続ければアルコール性肝炎や糖尿病などの命の危険がある病気の原因にもなりますし、酔って電車のホームから落ちたり、階段から落ちたりなどの事故や怪我は頻繁に起こります。

たぶん、アルコールがたった今発見された物質で、これを市販することを許可するかどうか政府が決めるとしたら、依存性が高く非常に危険なドラッグであるとして絶対に許可しないでしょう。幸い、お酒は大昔から存在していたために飲酒自体が一つの文化として発達し、世界中の広い地域で禁止薬物に指定されることを免れているわ

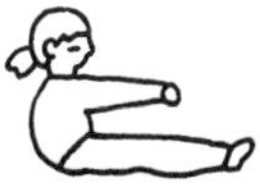

けです。

最近では、アルコールには適量は存在せず、飲んだ分だけリスクが発生するとの研究結果すら出てきています。

それでも私は休日前の飲酒をやめることはないです。上等なおやつを食べるのと同じように、美味しいお酒は死ぬまでの間の人生を楽しむステキな方法です。また、お酒を片手に友人や家族と語らう時間は素晴らしいものです。

アルコールは楽しみとして飲むものであり、毎晩なんとなくテレビを眺めながらアルコール度数が高いだけの液体を口に流し込み、空き缶でゴミ袋をいっぱいにするために飲むものではないのです。お酒は、飲酒し続ける中に休肝日をもうけるのではなく、「飲む日を楽しみにする」ものだと覚えておきましょう。

6. 無農薬有機野菜と普通の野菜問題

ものすごく身もふたもない話をすると、無農薬有機栽培と普通の栽培（農薬も化学肥料も使う、慣行栽培という）とでは、たいして変わりはありません。問題なのはそこではなくて、新鮮な野菜かどうかと、上手な栽培者かどうかなのです。無農薬有機栽培だろうが、慣行栽培だろうが、その他どんな栽培方法でも、チェックすべきところは同じなのですよ。

「無農薬有機栽培のほうが味が濃くて美味しい」「昔の野菜の味がする」と言ったりするのですが、昔の野菜のほうがえぐみが強く硬かったりして、美味しさだけで捉えるなら現在の野菜のほうが格段に食べやすく美味しくなっているのです。今のにんじんと昔のにんじんだと、今のもののほうが臭くないでしょう？　これは品種改良の結果なのです。

品種改良の結果栄養価が下がっている……という話もどこかで聞いたことがあるかもしれません。これも、栄養価が下がったのは唯一トマトだけだそうで、他の野菜はとくに問題はありません。トマトは糖度を上げたら栄養価が少しだけ落ちたそうです。[※6]

微量元素が足りないとか、ミネラルが足りないとか、慣行栽培で品種改良された野菜を作ると体に害があるかのような論説を見ることもありますが、気にしなくて大丈夫です。それらは、現在の野菜類の栄養価が低いからサプリメントを飲まないと健康になれないと言って、健康食品を買わせようとする論説です。私、そういうのキライ

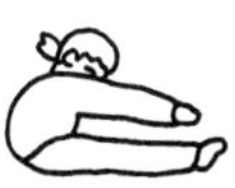

ですね。結局、美味しくなったからといって栄養価がガクッと下がったわけではないのです。

栄養価が下がるのは新鮮ではない野菜になったとき。見切り品の野菜を安く買うより、新鮮なものを買ったほうがいいです。できれば産地直送のシャキッとした野菜や道の駅などで売られている農家さんから直送の野菜をきちんと買って食べてみて、新鮮な野菜がどれくらい力強いかを知っておきましょう。そうすれば、店頭で見たときに「これはやめておこう、きっと美味しくない」と区別がつくようになります。

また、「無農薬だから虫食いが普通」とも言われますが、それは栽培者があまり上手ではなかった場合だそう。たくさん虫がつけばその分野菜は身を守ろうとして葉っぱを硬くし、中に含むアルカロイド類（身を守るための毒）を増やす傾向があり、人間にとってもあまり嬉しい野菜とは言えなくなります。

多少の虫食いは普通ですが、穴だらけだったならその野菜は食べないほうがいいと言えますし、上手な農家さんは最低限の農薬を虫がつきやすいときに丁寧に使用することで作物にダメージを与えず、しかも、環境負荷も減らすように工夫していたりします。

　また、ジャガイモなどの栽培に土壌消毒剤を使うことを気にする方もいますが、ヨーロッパなどに比べて土壌細菌が格段に多い日本ではさまざまな処理をしないとジャガイモがうまく商品として売買できるほどのものに育たないのだそう。人間の生活が環境に与えるダメージを心配している方は、慣行栽培よりも農薬の使用頻度を抑えている農家から直接購入したり、生協などの宅配を利用するとよいでしょう。

　ですが、食べることだけに限定して言うなら、ごく普通にスーパーで買った野菜で十分健康になれます。細かいことを気にするより、野菜を食べる量を毎食しっかり確保するように心がけましょう。なんかよくわからないけど質が良さそうな感じがする……というイメージだけに惑わされないようにしましょうね。

7．健康にいいからと食べる、もしくは食べないのはやめる

　あの食材は○○にいいから……と、いろんなものを買い込んで食べる方や、新しい○○食事法が健康にいいと聞いて……などと、食事そのものを健康になる手段として

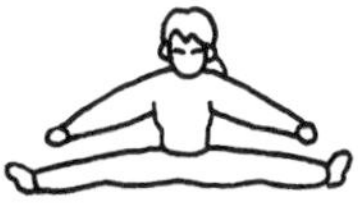

考えている方が大勢いらっしゃいます。ですが、そういうのを一旦脇においてほしいのです。

ここに至るまで、「『食う』の質を高める七つの習慣」のうちの六つをお伝えしましたが、内容的にはホントにたいしたことではなく、どこかで聞いたことがある話ばかりだったと思います。結局のところ、食事というのは体を養うためのものであり、今以上にものすごく健康になったり、ある重大な病気の特効薬になったりするような働きはないのです。

こういった、食事に特別なチカラがあるように錯覚させることを「フードファディズム」と呼びます。フードファディズムは魅力的で、テレビや新聞や雑誌、インターネット広告などに溢《あふ》れかえっています。ですけども、それらは全部まやかしです。効かないんですよ、そういうの。

他にも、健康にいいから「小食にする」「絶食する」「肉を食べない」「魚も食べない」「卵も牛乳もＮＧ」「砂糖やナスやトマトや果物類を摂らない」というのもありますが、これも決しておすすめできる方法ではありません。長期間にわたって小食や絶食、動物性タンパク質の欠如、摂取する食品の極端な制限を行うと、体が大きなダメージを負ってしまい、回復するのにものすごく長い時間が必要になることがあるのです。
私の主催しているオンラインサロン「ハイパー養生団」で、長期間しっかりした養生を実践しているにもかかわらず、回復が遅れている一群を見つけたため、ひょっとしてと聞き取り調査を行ったところ、玄米菜食や極端な小食、長期にわたる絶食などの食事療法を行っていたことが判明しました。

今まで私はこれらの食事療法について、そこまで大きなダメージを残すものだとは考えてきておらず、養生生活をしばらく続ければ元に戻るであろうと考えていました。ですが、それがどうしても回復が遅れてなかなか戻ってこないのです。それはさながら、あっちこっちに穴があいたバケツのような状態で、ちょっと無理をするとすぐに体調がおかしくなってしまうのです。

これを見て私は、極端な食事療法は、人工的な飢餓状態を長く続けるのと同じなのだと思い至りました。そして、背筋が寒くなったのです。みんな、健康になろうとして厳しい食事療法を続けていたのにもかかわらず、ものすごく体を損なう結果になっているのだということに。

もし、今、あなたが健康になろうとして特定の食品を摂り続けることにしていたり、

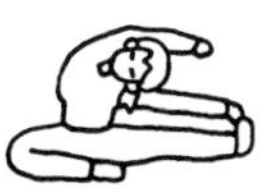

食べない選択をしていたりするなら、すぐにやめましょう。健康になるにはごく普通のことを、わりと適当にこなすだけで十分なのですから。

「動く」の質を高める七つの習慣

この項目については、拙著『からだの教養12ヵ月』（晶文社）に詳しく掲載がありま す。運動を習慣化するには、1日5分、まったくキツく感じないものを選んで日課の中に組み込むことが大切です。私はラジオ体操から始まり、逆立ちやストレッチが習慣化し、そこからカポエイラの練習を毎日行うように変化していきました。

カポエイラの練習は体に負荷のかかるような運動ですが、最初の運動習慣がついてからとくにつらいと思わず続けられるようになっています。簡単なことから、難しいことへ、楽なことから、キツイほうへ……と進んでいくとうまくいきます。

1. ゆっくりとやってみる

日常生活の動作にはさまざまな種類がありますが、ごく普通に生活していても、それをトレーニングに変換するごく簡単な方法があります。それは、動作をゆっくりと丁寧にやってみることです。忙しい毎日、チャチャッとすませようと勢いよく適当に手足を動かしているかと思いますが、それを、あえてスローダウンさせて丁寧にやるのです。こうすると、使っている筋群がしっかり働くので、一気に運動負荷が高くなるのですよ。

たとえばトイレ掃除や、床掃除など、かがんだりしゃがんだりしないとできない動作をできるだけゆっくり行うようにすると、それだけで足腰の鍛錬になります。他にも、重い荷物を持ち上げるときにきっちりしゃがんでから持ち上げる、適当に放り投げるように干している洗濯物をしっかりと腕を伸ばして干す、早足で小走りに歩いているのを、大きな一歩でゆったりと歩く……などなど。

やってみるとわかるのですが、こうやってゆっくりと運動負荷を高めるようにして家事を行っても、終わるまでの時間はたいして変わらないのです。ほんの数分しか余分にかかりません。ですが、体全体がしっかりと動くのが実感できます。

なんらかのトレーニング習慣が根付いている方は、そのトレーニングをゆっくりと

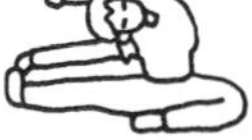

行うように意識してみてください。慣れてくると速度がついてなんとなく上手くなったような気がするものなのですが、思っているよりも動作が小さくなってしまっていたりして、本来のトレーニング効果が得られなくなっていることがあります。トレーニングを勢いをつけて速くやっても得られるものはあまりありません。

ラジオ体操にも、ゆっくりなテンポで演奏されているバージョンが存在しています。小葉奏子「体調にあわせてテンポを選べるラジオ体操」といって、各種サイトからダウンロードできます。やってみると、勢いがつかない分、しっかり動かせてとても良いです。ラジオ体操が毎日の運動習慣の方は試してみてください。

2. 関節可動域全部を使ってやってみる

毎日時間に追われて生活していると、ネズミのようにちょこまかとした動作になっていき、体全体が縮こまっていきます。私は、現代人はほとんどの人が自分の体の関節を、動く範囲いっぱいに使って生活していないだろうと感じています。自分の手が届くギリギリの範囲のところまで背伸びしてものを取ったり、何かによじ登ったり、走ったり、ものを投げたり……そんなふうにして、自分の体の関節が最大限動くようにして使ったこと、ここ最近、ありますか？

動かしていない関節は稼働する範囲が狭くなったり、筋力が低下したりしていきます。日常生活の中の動作でも、関節の可動域いっぱいに動かして行える動作はたくさんあります。手元や膝から下だけでちょこまかと動くのではなく、体幹部（胴体）ごと動いたり、体幹に近い関節部からしっかり四肢を動かすようにしましょう。

こうすることによって、動作が大きくなり、使う筋肉の数も量も増えるのです。結果として、全体の筋力バランスが良くなったり、筋肉の一部分が硬くなって痛みを発生させることを防止したりできます。

例を挙げると……みなさんは、自分の腕がどこから始まっているかご存じですか？肩の関節のところを思い浮かべる人がほとんどでしょうが、実際は違います。答えは鎖骨です。この骨がしっかりと体幹部と腕を連結しているのです。ですから、腕を動かす場合は鎖骨ごと動くつもりで動かさないと全体は動きません。

このとき、鎖骨と関節を成している肩甲骨も含めて動かすように意識するとさらに関節を目一杯使うことができます。鎖骨、肩甲骨を含んだ腕全体を「上肢帯」と呼び

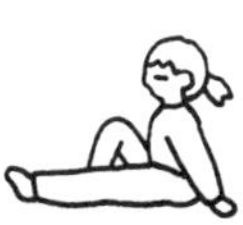

ます。これ全部を目一杯使うのが、実は肩こりが出ないようにする秘訣だったりするのです。ですから、すでに肩こりが出てしまっている場合も、上肢帯を可動域いっぱいにしっかり動かすことで解消できます。

日常的な動きの中で、「この動作を関節の可動域いっぱい使ってやるとなるとどんな動作になるだろう」とときどき考えながら動くと、それだけでとても良い稽古になります。試してみてください。

3. お手本そっくりになるようにやってみる

テレビ体操ひとつ取っても、私たち素人が行う動きと、テレビの中のレオタード姿のお姉さんたちではまったく動きが違っています。あのお姉さんたちと同じ動き方ができれば、お姉さんたちのような筋肉のつき方になるのですよ。腕や足の形は、骨格で決まる部分も多々ありますが、動かし方によって形成される筋肉のつき方によってもかなり変わってきてしまいます。綺麗なボディラインを作りたければ、綺麗なお姉さんたちと同じ動きができるようになることが近道です。

一番簡単な方法は、自宅でラジオ体操やテレビ体操を行うとき、姿見を目の前に置くことでしょう。これは、ダンススタジオなどに必ず設置されていますね。ダンサーは先生を見つつ、映っている自分を鏡を通して見つつ、姿勢やフォームの確認をしているのです。

大きな鏡がない方は、窓ガラスに映り込む姿を見て行うのも一つの方法です。ときどきストリートダンスの練習を屋外で行っている子たちが窓ガラスに向かって踊っているのを目にすることがありますが、鏡がわりに窓ガラスを使っているのです。

もう一つの方法としては、スマートフォンなどで自分が動いている姿を記録して、後から見返してみることです。これはちょっと勇気がいります。思っている以上に不恰好な状態で動いているのがはっきりと見えるからなのです。ですが、自分以外は見ないわけですから、一度思い切って自分の動きを記録してみましょう。そうすると、お手本とどこが違うのかが一目瞭然になります。

私自身も自分の稽古をスマートフォンで動画に撮ってときどきチェックします。そうすると、思いのほか力んでいるところや、まっすぐ使えていないところ、可動域いっぱい動けていないところがあるのに気づけます。こうして、自分の動きを改善す

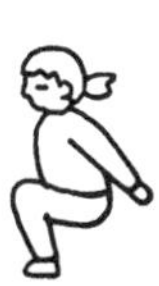

るための糧にしているのです。

4. 呼吸を止めないようにやってみる

何かにつけて力みがちなのが現代人の特徴です。ふと気づくと肩から何からガッチガチに固めた上、呼吸まで止めていたりします。そのままではいつか本当に呼吸が止まって天国行きとなってしまいますので、しっかり呼吸をするように心がけましょう。

呼吸を止めたまま動こうとすると、体の余分な力が抜けず、いろんなところが固まるようになり、最終的には体の痛みを引き起こしてきます。どんなときにもできるだけ自然な呼吸を続けるようにすることが大切です。

ですが、もともと呼吸が浅くなってしまっていて、自然な呼吸をしましょうと言われても、金魚が水面でパクパクしているかのような呼吸しかできなくなってしまっている人も少なくありません。

呼吸を訓練するのに一番簡単な方法があるので、それをご紹介しましょう。「呼吸」という言葉、呼は吐き出す、吸は吸い込むという意味です。ですから、息を吸うには、吐くことがまず先行します。深い呼吸を行うには、思い切り息を吐き切ることから始めなければならないのです。

口をすぼめ、フーッと空気を全部吐き出してください。もう出ないと思うところまで肋骨《ろっこつ》を絞り切るように吐き切ったら、一気に肋骨周りの力を抜いてみましょう。急激に肺に空気が入るのがわかると思います。これを稽古として行うのです。呼吸が浅くなってしまっている人は、「こんなに肺の中に空気が入るのだ」と理解できます。

腹式呼吸や胸式呼吸と呼ばれるものを気にする方も多いですが、これに関してはあまり意味はないと思ってください。拙著『からだの教養12ヵ月』の中でも胸式呼吸と腹式呼吸を区別する稽古を紹介していますが、あれはそれぞれがどういうものかを学習するためのものであって、腹式呼吸のほうが良いとか悪いとかという話ではありません。

世間一般で言われている「お腹を思い切り膨らませたり凹ませたりする呼吸」は、本当は腹式呼吸ではありません。あくまで横隔膜がしっかり上下して、なおかつ肩の上げ下げを伴わないものを腹式呼吸と呼び、お腹が膨らむかどうかではないのです。腹壁を動かすことが腹式呼吸と思っていると、おかしな緊張が背中や下腹部などあち

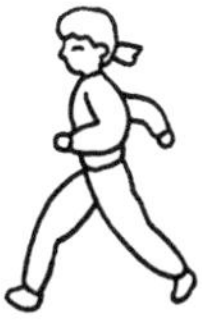

こちに走るようになりがちで、変な力みを作り出す原因になります。

呼吸は、思い切り吐き出してから、吐き出すために使った力を抜けば勝手に空気が肺に入ってきます。息を吸うのには力はいりません。力んで呼吸が止まっていると思ったときに、思い切り吐いて、力を抜いて肺に呼吸を入れることを数回繰り返しましょう。吸うためにはまず、吐き切ることです。

5．苦手な動作ほど注意してやってみる

患者さんから「腰が痛くなるからこの動作は苦手」「歩くと足が痛くなる」など、いろんな苦手な動作を訴えられることがあります。ちょっとその動作を行ってもらうと、関節の可動域いっぱいに使っていなかったり、曲げるべきところから曲がっていなかったり、その動作がうまくいかなくなる原因がどこかに挟まっているのです。ある動作を行って頻繁に痛みが出るということは、なにかおかしな動作になっていると考えてもらって差し支えありません。

ということは、そのおかしなところを特定して取り除き、正常な動きになるよう訓

練すれば、痛みが改善されるということなのです。原因がよくわからず発生する痛みはとても不安になりますが、原因がわかればほぼ治ったも同然。練習すればよいだけですからね。

　なにか運動のフォームを覚えたり、ストレッチを覚えたりするときも、苦手なフォームほど敬遠してしまう人が多いのですが、うまくいかないものほど練習する必要があるわけです。できる動作だけを繰り返し練習してしまったら、苦手なものと得意なものの差が開いてきてレベルアップの妨げになり始め、運動を続けること自体がどんどんつらくなっていきます。これを防止するには、いったい自分がその動作のどこでつまずいているのかを特定することが大切です。

　私が動きを指導していくなかで、運動経験が少ない人が苦手とする動きが二つあると感じています。一つは、股関節からの屈曲。もう一つは、肩甲骨を下げたまま腕を動かすことです。

　立った状態から前屈をしてみてください。このとき、股関節からしっかり曲げられているでしょうか。鏡に映してみて、背中が山なりになっている場合は、股関節からうまく曲げられていない場合が多いものです。きちんと股関節から曲げられると、尾

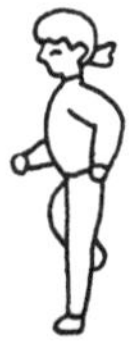

てい骨が斜め上を向いてきます。背中が山なりになっている場合は、尾てい骨は斜め下を向いています。股関節からの屈曲がうまくできない方は、慢性の腰痛に悩まされることが少なくありません。

肩甲骨を下げたまま腕を動かすというのは、上腕骨と鎖骨の動きを分離させることを示します。この動作がうまくいっていない状態がよく観察できるのは、パソコン作業など座ったまま腕だけでなにかの作業を行っているときの肩周りです。徐々に肩甲骨が上がってきて、肩をすくめたような状態になっていく人がとても多いのです。本来、キーボードを叩いたり、ペンでノートをとったりするのに、肩をすくめる動作は必要がありません。ですが、なぜか段々と肩甲骨が上がっていくのです。肩甲骨が上がってしまう癖がある方は、肩こりや頭痛、場合によってはテニス肘や、五十肩などの肩関節周囲炎に見舞われることもあります。

この二つの動きを改善するにはそれなりの期間、訓練が必要です。次のページに簡単な稽古法を掲載しておきますので、毎日少しずつ行ってみてください。

簡単な稽古法

股関節から曲げる運動

鼠蹊《そけい》部に手刀をあて、押し込むようにしながら曲げます。うまくできているときは、背から腰にかけてが平らになります。うまくいっていないと、腰がねこ背のような山なりになります。１日1回でもいいので、きちんと曲げられるようになるまで毎日やってみてください。

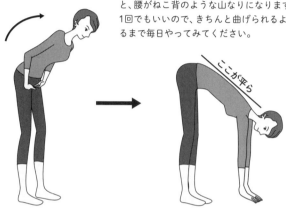

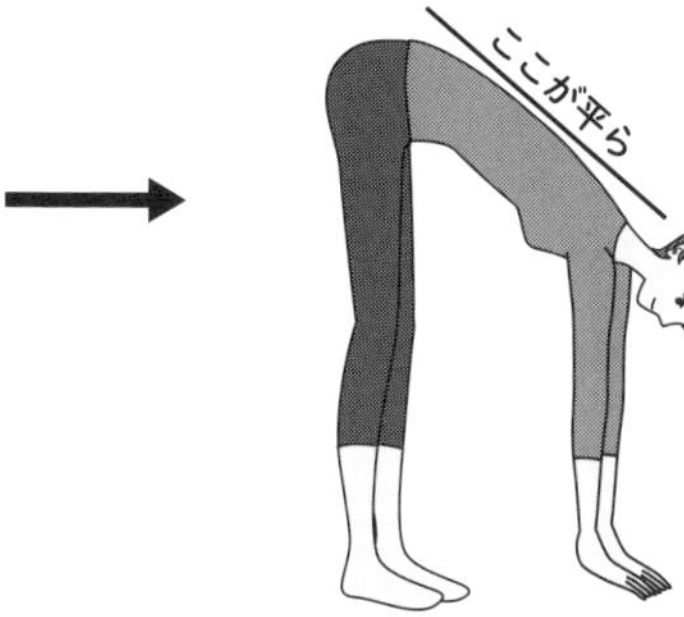

肩甲骨の運動

椅子やバスタブの縁を使って行うと便利です。2〜3秒キープするのを2〜3回でOKです。

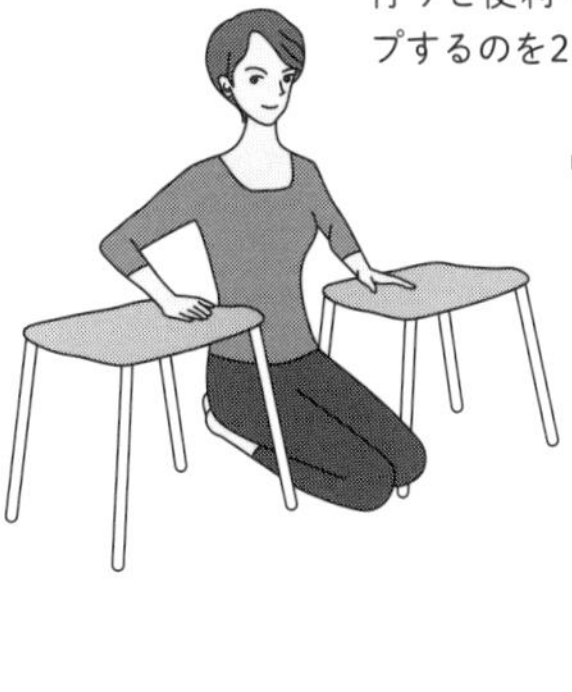

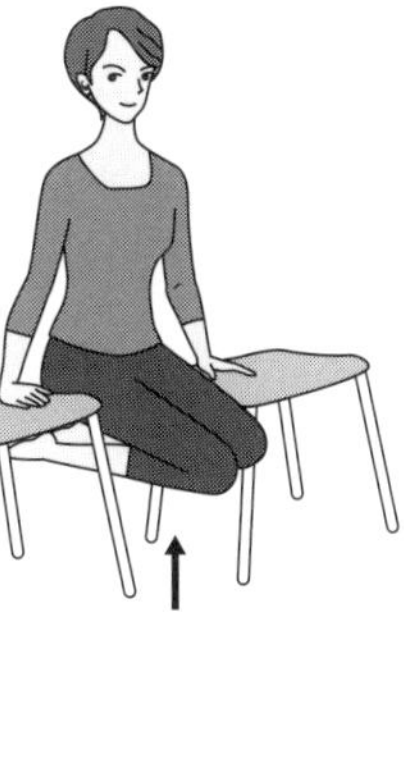

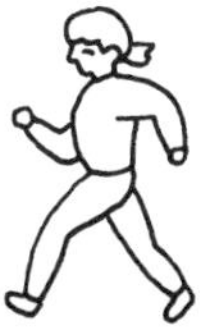

6. ちょっとだけ解剖学に詳しくなる

自分の体がどういった仕組みで運動しているのかを、ほんの少しだけ勉強することで、格段に動きの質がアップします。これは本当に面白い体験です。拙著『からだの教養12ヵ月』にも、解剖学を学ぶページがしっかりと掲載されています。理由は、自分が使っているボディがどんな骨格と筋肉で出来上がっていて、物理的にどんなバランスを持っていて、どこからどう動いているのかを知ると、それまで体を動かしていた間違ったイメージが消えて、より良いイメージができるようになります。そうすると、正確なボディマップが手に入るからなのです。

ボディマップというのは、自らの頭の中に描かれているカラダの地図で、自分の腕や足がどのようについていて、どんなふうに動いているのかを記憶しているものです。解剖学を少しだけ勉強することによって、自分のボディマップがより正確で、はっきりしたものに変化していくのです。これにより、自分の動作が劇的に変化することがあります。とくに、運動が苦手で体がうまく動かせないという人は、ボディマップが間違っていることが多々あります。先ほどの、股関節から曲げることや、肩甲骨が勝手に上がってくるなどが端的な例です。

最近では、医療関係者ではない一般人向けの解剖学の本もいくつか出版されていて、私が見て「これはいい本だなあ、こういうの書きたかったなあ、くやしいなあ」というものもあります。『世界一ゆる〜いイラスト解剖学　からだと筋肉のしくみ』（有川譲二 著・イラスト 高橋書店）は、イラストがとてもわかりやすくてとても良いテキストです。まったくの初学者でも問題なく解剖学の世界に触れられます。拙著と合わせてお勧めしたい書籍です。

7．憧れを持つ

「動く」ことの質を高めるには、モチベーションを持つことが大切なのですが、その際に「あんなふうになれたらいいな」と思える憧れの対象を持つことが一番の近道です。女優・俳優、ダンサー、パフォーマー、武術家など、あなたにとって素敵だなと思う人の動きを真似してみましょう。その人がどんな稽古を積んで、どうやってその動き方を獲得したのか調べてみましょう。憧れの人がなにか稽古会やワークショップ

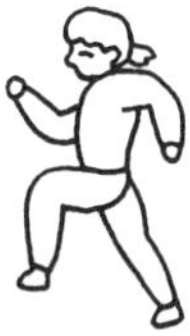

を開催しているなら、とにかく出席してみましょう。

立ち居振る舞いというのは、重心移動や姿勢保持のための筋力がしっかりあるかどうかなどで美しさが決まってきます。ですから、役者さんやダンサー、その他身体表現のための基礎練習というのは、一般の人の動きの質を向上させるのにも役立つメソッドなのです。

運動は体力を作ったり、痩せたりするためだけのものではなく、あなたがあなたの周りの人や世界とかかわるときの、美しさを身につけるためのものでもあるのですよ。これは私の持論なのですが、どんなに美しい見た目の人でも動作が汚かったらまったく美人に見えないけれど、たいしたことない見た目でも動作が美しければ相当な美人に見えます。

日常生活は世界や周囲の人に対して絶えず自分が動き続け、表現し続ける場です。しかも、世界と自分はお互いに影響し合っているのです。周囲が「あ、なんかいいな」「素敵だな」と思ったなら、そのような反応が返ってくるものです。ですから、あなたの何気ない動き一つが美しければ、あなたの世界はもっと美しくなります。

もし、憧れの対象が現実世界の人ではなく、アニメやゲーム、漫画の中の人だったたとしても問題ありません。アニメやゲーム、漫画のキャラクターたちの動きは、現実世界の武術やアクションを基にして構成されているものなので、それらを実際に見ることや基礎的な練習を教わることでカラダのキレが変わってきます。

最近では、綾瀬はるかさんが東南アジアの伝統武術であるカリ・シラットの手ほどきを受けてアクションシーンを披露していたり、映画「パシフィック・リム」で菊地凛子さんが棒術の試合をしたりしています。彼女らは実際にカリ・シラットや棒術を習ってあの動きを行っており、スタントマンがやっているわけではありません。現実の人間でも、アニメみたいに動けるようになるものなのです。

私自身、憧れの武術家がいたというわけではなく、漠然と「あんなふうに動けたら面白いだろうなあ」と漫画やアニメを見て思っていました。とくに影響を受けているのは永野護《まもる》のファティマと騎士や、宮崎駿の描くアクションシーンでしょうか。その他には、ピナ・バウシュの舞台を観て、ダンサーさんたちが行う、ごく普通の動きの美しさに魅せられて、「あんなふうに動きたいなあ」と思ったりなどが、私の稽古の原点です。みなさんも、あの人のように動けるようになりたいと思う憧れの対象を見つけてみてください。

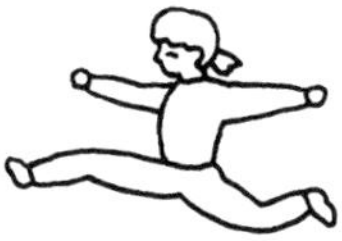

第5章

風邪は引き始めに東洋医学で治す

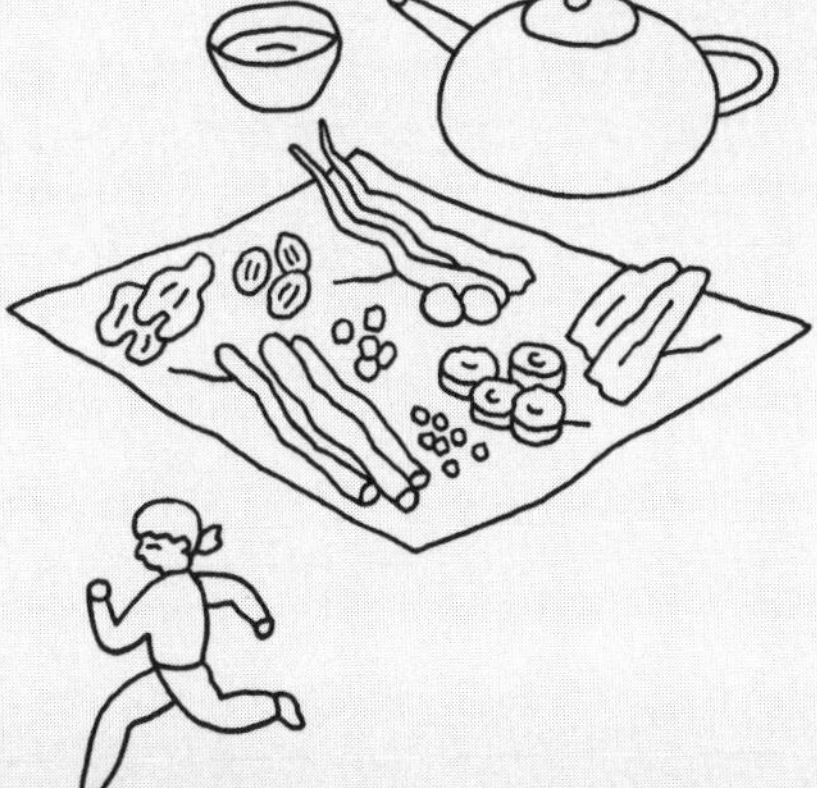

日常の不調のほぼ9割は風邪

ここまでは、元気なときにどう養生していくか……をお伝えしてきたのですが、この章はちょっと不調なときにどうしたらいいのかを学んでみましょう。風邪を引いたときの対処法です。日常的に出会う不調はほとんどが風邪なのです。風邪は、頭痛や吐き気・腹痛・下痢・のどの痛み・くしゃみ・鼻水・鼻づまり、さまざまな不快な症状を引き起こします。風邪に対応できるようになれば、日常の不調のほぼ9割が解消できるのではないでしょうか。

みなさんは、風邪を引いたときってどのくらいの症状から「あ、風邪だ」と自覚しますか。先ほど書いたような、くしゃみ・鼻水・鼻づまり・のどの痛みが発生したときでしょうか？　それとも、発熱や関節の痛みが出たらでしょうか。東洋医学での風邪は、これらの具体的な症状が出始めるずっと手前から風邪を引いていると考えます。

なんとなく気が塞《ふさ》いだり、イライラしたり、手足が冷えたり、なぜか眠れなくなったり、首や肩が凝ったり、目の奥が重くなったり。そんな、いわゆる風邪の症状とは似ても似つかない症状が発生したときに、あなたはすでに風邪を引いているのです。私たち東洋医学畑の人間は、その時点でさまざまな手段を講じ、典型的な風邪の症状が出ないうちに治癒するように仕向けます。

適切なときに適切に休めるかどうか

一番大切なのは、風邪とは言えないような微妙な不調が出たときに、休む選択をできるかどうかです。休養をとること。適切なときに適切に休めるかどうか。これは、人生を楽しく生きて死ぬために、本当に大切なことなのです。

風邪を長引かせないためには、「なにかおかしいな」と思ったとき、遊びの約束を断ったり、仕事を早く終わらせたりして帰宅し、胃腸に負担をかけないよう軽くて温かい食事を摂ったら、さっさと寝ることが何より肝心です。

このときの、「早く寝る」って、何時ごろだと思いますか。答えは、9時半から10

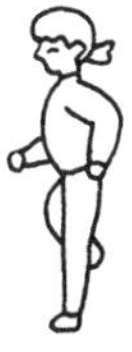

時です。相当早い時間でしょう？　以前、早く寝たかどうか聞いたら、「はい11時半には寝ました、早いでしょう？」という答えが返ってきて、ポカーンとしてしまったことがあったのです。その方は、いつも12時ごろ寝るのが普通だったため、30分早く寝たからだいぶ早く寝た……と考えていらっしゃったようです。30分なんて、ほんの一瞬早かったくらいですね。通常の就寝時刻より、せめて1時間、本来なら2時間は早く横になってください。そうでなければ回復する力を稼げませんのでね。

そうは言っても仕事があるし、遊びの約束は断りたくないし……という方、たぶん今までもずっと損してきてます。どうしても外したくない約束のときに体調を崩すタイプですね。それって、結局は優先順位がつけられていないからたっぷり楽しみたいときに楽しめないで生きてきてるってことなのですよ。

次になんとなく風邪を引きそうになったときは、とりあえず全部キャンセルにして早く寝ること。そうすると、あっという間に改善して、その後の予定がきちんとこなせることに気づくでしょう。そうすると「あのときは残念だったけど、別のアレもコレも楽しめた」って思えるようになります。

体調不良は誰でも起こすことですし、私自身も細かく風邪を引いています。だけど、早めに休むことで顕在化しないうちに治してしまっているのですよ。だから、「先生はいつも同じように元気ですね」と言われるのです。そんなことなくて、けっこう体調の変動はあります。その変動幅が狭いだけの話。大きな変動になってから手当をしようとしても、たいていうまくいきません。養生初心者がまず覚えるべきは、「積極的に休養をとること」なのです。

ゾクッとしたら葛根湯

その上で、休養をとる際に少しだけ東洋医学の治療を加えます。ここはみんながどこかで目にしたことがある方法です。数年前、「風邪を引いたら葛根湯《かっこんとう》」……とＣＭでやっていましたが、葛根湯は大変便利な漢方薬です。積極的な休養をとる際に葛根湯を一服してから寝るときれいに治ることが多いのです。これは、「ゾクッとしたら葛根湯」と覚えてください。

ただし、これを飲むと胃が重くなる人もけっこういらっしゃいます。私自身は葛根湯で胃もたれを起こすことがないのですが、もともと胃が弱い体質の人はほとんど胃

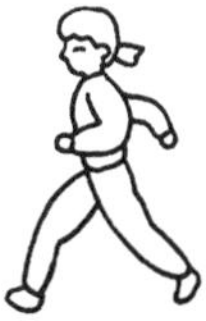

もたれを起こすようです。葛根湯には麻黄《まおう》という生薬が入っており、これが胃もたれの原因となることが多いのです。このため、胃腸が弱い人は別の薬剤「香蘇散《こうそさん》」や「桂枝湯《けいしとう》」を使うようにします（詳しくは後述します）。

なんとなく首回りや肩甲骨周りがスースーしてゾクゾクするような感じがしたら、すぐに葛根湯・桂枝湯・香蘇散を服用すると、それ以上悪化しないことが多いので、これらの薬剤が手に入るようならそれを持ち歩くことも良い方法です。

……なのですが、香蘇散や桂枝湯は一般に市販されていることがまれで、あまり手に入りやすいものではありません。ですので、ここは一般的な食品を使って対処する方法も覚えておくと便利です。

・葛根湯のような作用を期待できる食材の組み合わせ

ネギ（白いところ）
ドライジンジャーパウダー
コショウ
→ スープに入れて飲む

シナモンパウダー
ドライジンジャーパウダー

↓ミルクティーなどに入れて

どれも発汗作用があり、体を温めるものです。シナモンパウダーとドライジンジャーパウダーは、市販のペットボトル入りミルクティーに振り入れてもよいので、外出する際に1：1で混ぜ合わせて容器に小分けにして持っていくのも良い方法です。漢方薬でも上記の食材でも、服用したら首回りをしっかり防寒して休みます。

風邪向けペットボトル温灸

そして、手持ちに何にもない、漢方も持ってない、シナモンもジンジャーもない！というとき。ペットボトル温灸に頼りましょう。

102ページで紹介したのと同じ要領で行います。風邪に使うのは大椎《だいつい》（次ページ参照）の1カ所だけでも十分効きます。

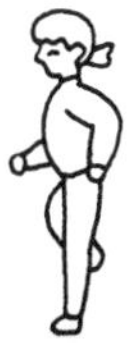

大椎

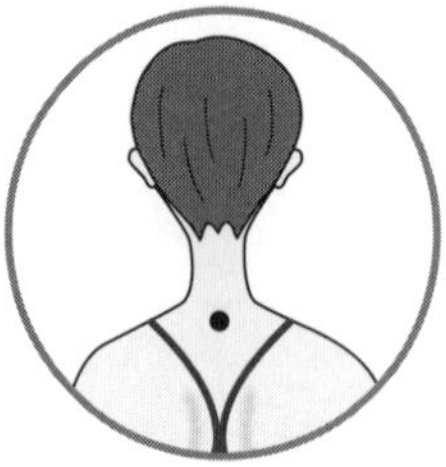

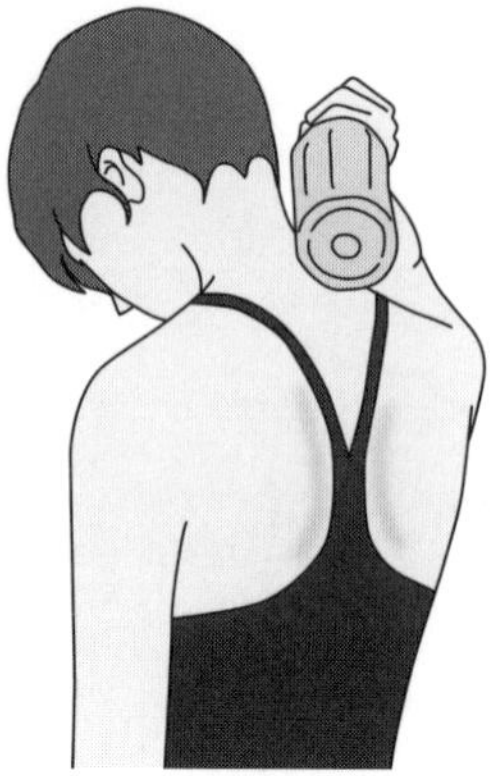

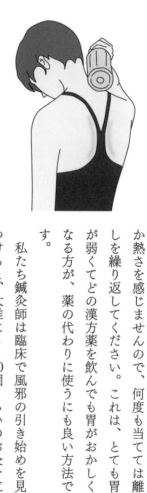

　ここに、熱さを感じるまで何度も繰り返し行うのです。風邪を引きかけているとなかなか熱さを感じませんので、何度も当てては離しを繰り返してください。これは、とても胃が弱くてどの漢方薬を飲んでも胃がおかしくなる方が、薬の代わりに使うにも良い方法です。

　私たち鍼灸師は臨床で風邪の引き始めを見つけると、大椎に5〜10個くらいのお灸を立て続けに行って発汗を促す方法で治療します。とても冷えている場合は20も30も行うこともあります。

　お湯の温度帯に幅がありますが、皮下温度が50〜70度程度まで上昇すれば施灸の効果は得られますので、効果を得るのに最低で55〜

60度程度のお湯が入っているペットボトルが必要だと考えてください。

外出時に便利なのが、コンビニなどで販売されている温かいペットボトル飲料。売っている飲料がだいたい55度±5度程度だそうなので、ギリギリ使える温度帯なのですよ。コンビニで支払ったらすぐにチャチャッと首の後ろに当て始めると冷めないうちに使えます。

ホテルの部屋などなら、お湯を沸かすポットと湯のみが置いてあったりしますが、湯のみに沸かしたお湯を入れ、それを捨てて温まった湯のみだけを使う方法でもペットボトル温灸代わりになります。

こじれてしまった風邪は、病院に行ったほうが無難

前述の葛根湯は、効かないという訴えを耳にすることが多い漢方でもあります。これは風邪のごく初期の時期を外すとまったく効果がないという処方なのです。みなさんが思う風邪の初期はすでに初期ではないというのは先述した通りです。葛根湯が効かないという人は、使うべき時期を誤っている場合が多数を占めるのです。

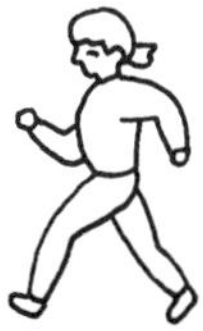

これ以外に、「証に合わない」という理由で葛根湯が効かない場合があります。これは正確な話をすると、風邪の初期を取り逃がして葛根湯が効かない場合も「証に合わない」ために無効なのです。

たとえば「肩が張って、なんとなくぼーっとして、薄く頭痛がするような感じがして、寒気がし、しかも発汗がない」上に、鼻水が出てきてしまった場合。このようなときは、葛根湯の証ではないので、別の薬を使うことになります。

このとき、透明な鼻水がツツーっと出始めたのであれば、小青竜湯《しょうせいりゅうとう》の出番です。なんとなくのどが痛いならまずは甘草湯《かんぞうとう》を使い、それでだめなら桔梗湯《ききょうとう》を試します。強烈なのどの痛みが発生した場合は銀翹散《ぎんぎょうさん》や桔梗石膏《ききょうせっこう》……などなど、漢方薬というのは風邪を治療するだけで膨大な数の方剤を使うのです。

友人の薬剤師と話したことがあるのですが、「葛根湯の時期を逃したら素人が漢方で風邪を治すのは無理」という結論になりました。葛根湯・桂枝湯・香蘇散・銀翹散・甘草湯など、風邪の初期に対応する薬を使ってうまくいかず、こじれてしまった場合は病院で受診して対症療法の薬をもらってきたほうが無難です。ですので、ここでは、風邪の初期に使う漢方薬を使用する目安について少し詳しくお話ししておきます。

風邪の初期症状に効く漢方一覧

・葛根湯

「肩が張って、なんとなくぼーっとして、薄く頭痛がするような感じがして、寒気がし、しかも発汗がない」

できれば顆粒《かりゅう》をお湯に溶いて飲んでください。秋冬の風邪で寒さが原因で起こるものはほとんどこれが適応します。麻黄が入っている薬剤を飲んでも胃もたれしない人は風邪の初期と言ったらこの薬剤がファーストチョイス。

風邪の初期症状は一瞬で終わり、次の症状へと移り変わる速度が速いため、外出先でも飲めるよう必ず持ち歩いておくことが大切です。「あれ、なんとなく変だな」と感じたときにすぐに服用しておくと悪化せずにすませられることが多いのです。

このとき、お湯が手に入らなければ温かいペットボトル飲料でかまいません。エキス剤の顆粒を口に入れて飲み物を流し込み、口の中でわずかに溶かしてから飲み下す

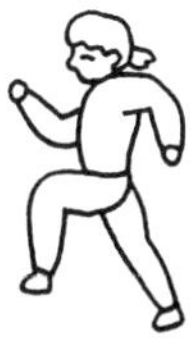

と便利です。そうでなければアンプル剤（小さなガラスの容器に入った液状のもの）と一緒に温かい飲み物を飲んでください。錠剤しかなければかみ砕いたほうがいいでしょう。

漢方薬というのは、味も香りも効き目を左右するものなので、できるだけ味わって飲んだほうが効くのです。そのため、カプセルや錠剤は、煎じ薬やアンプル剤、お湯に溶いた顆粒よりも効き始めが遅く効き目も少し劣ります。

・桂枝湯

「肩が張って、なんとなくぼーっとして、薄く頭痛がするような感じがして、寒気がし、発汗もすでにしている」

できれば顆粒をお湯に溶いて飲んでください。葛根湯では胃腸がおかしくなる人、すでに発汗してしまっている場合はこちらを。

・香蘇散

「寒気がし、食欲不振があり、軽い頭痛などもしている」

これは水でそのまま飲みます。桂枝湯を飲むには発汗もないし……というときに。なんとなく鬱々するときも使用できる便利な薬です。

・甘草湯

「なんとなくのどが痛い」

お湯に溶いて適度な温度になるよう冷ますか水を差すかして、うがい薬のように使います。甘くて美味しい薬ですが、飲まずに効かせられます。1服を大きめの湯のみ1杯程度に溶いて、それを数回に分けてうがい薬にします。1服分でうまくいかない場合は次の方剤へうつりましょう。

・桔梗湯

「甘草湯でうまくいかないのどの痛み」

甘草湯でうがいをしてみてうまくいかないときはこちらにすぐシフトします。できれば顆粒をお湯に溶いて飲んでください。桔梗湯のほうが手に入りやすいのですが、桔梗石膏という薬剤が手に入る場合はそちらのほうが効き目は鋭いです。

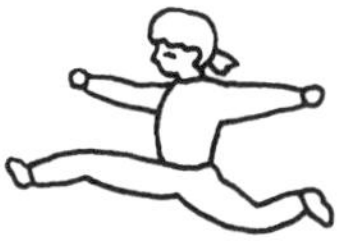

・銀翹散

「前触れなく突然強いのどの痛みが発生し、少しすると急な発熱が起こる」

これはそのまま水で飲みます。春先や夏場の風邪で、前触れなく発症するものはほとんどこの薬剤が適応します。温病《うんびょう》といい、発症する前のサインがないのでわかりにくい風邪です。冬であってもときどき見られるため、「前触れのない強いのどの痛み」を感じたら季節にかかわらずファーストチョイスの方剤です。

風邪が治っても止まらない咳

このように、漢方で風邪を治そうとすると、自分に対しての観察眼が必要になるのです。これは慣れている人でも難しいことで、なぜなら体調が悪い本人がきちんと自分を客観的に見て判断しなければならないからです。

私自身も「なんかこう……なんだろう?」と、しばらくぼーっと考えて、「……銀翹散だ」と気づくようなことが多々あります。ですので、ここよりも先に進んでし

定喘

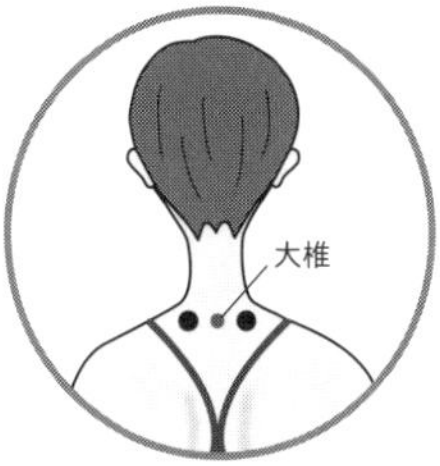

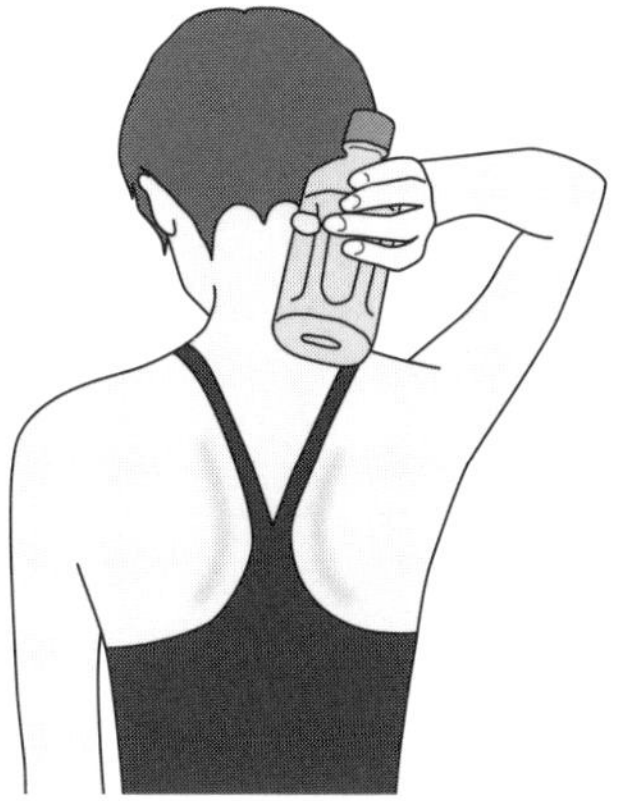

まった風邪を自分で処方を決定して治していくのは至難の業なのです。

私自身はやりますが、みなさんにはお勧めできない方法ですし、たぶん運用するのはムリでしょう。ピンチになってから技術で回復するのってかっこいい感じがするから、どうしてもそっちを知りたがる人が多いんだけども。ものすごく技術力が必要なの。ですので……内緒にしておきます。

ですが、一つだけお教えしておきましょう。こじらせた風邪がだいたい治っても咳が止まらない場合、市販の五虎湯《ごことう》を服用し、定喘《ていぜん》にペットボトル温灸を行うと改善します。本来は麻杏甘石湯《まきょうかんせきとう》を使うのですが、なかなか手に入りにくいので、ほぼ同じ構成である五虎湯を利用します。

風邪に抗生剤はいらない

処方薬を飲むのがイヤ、病院にかかるのがキライという方がよく「漢方だけでなんとかしたい」とおっしゃるのですけれど、専門家がつきっきりでもないかぎり自分でなんとかはできないと思ってください。その上で、「抗生剤が出るからイヤ」という方。たしかに、風邪に抗生剤はいりません。

風邪をこじらせて病院で受診した際、必要になるのは、咳止め・消炎鎮痛解熱剤・痰切りなどの対症療法的な薬です。つらい症状を抑えてよく睡眠がとれるように仕向け、それで回復を促すのが主な目的です。

抗生剤や抗菌剤が必要なのは副鼻腔炎や中耳炎、溶連菌《ようれんきん》感染による扁桃炎に対してです。風邪をこじらせると副鼻腔炎や中耳炎に発展してしまうことがあります。この場合、期間を区切って抗生剤や抗菌剤を飲む必要があります。

溶連菌感染による扁桃炎には効く抗生剤がはっきりしており、検査キットで細菌を特定できるため適正な抗生剤の使用が可能です。

ごく普通の風邪で、要らないであろう抗生剤が出た場合、医師に質問してみてもよいくらいだと思います。おそらく、とても嫌がられますけれどね。

初期のインフルエンザも葛根湯で治せる

インフルエンザの場合、抗生剤が効かないのはもちろんの話なのですが、病院では抗ウィルス薬が処方されます。発症してしまったインフルエンザは、抗ウィルス薬を使うことでつらい症状が軽減しますし、発熱が治らない場合は処方された解熱剤を服用すると眠れるようになり、回復の手助けになるので我慢せずに病院へ行ったほうがいいだろうと私は考えています。

ですが、インフルエンザって感染したからって全員が全員すぐに発症するわけではないのですよ。ただなんとなく「風邪っぽくて体調が悪い」という状態が続く人も少なくありません。このような状態のときに葛根湯を使うと悪化しないで治ってしまいます。

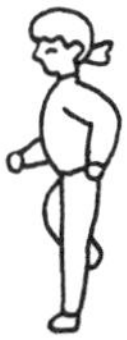

もともと、葛根湯はインフルエンザの強烈なヤツだろうと考えられている「傷寒《しょうかん》」のごく初期症状に有効だったために書き残されている処方です。東洋医学では、傷寒は寒さによって起こる風邪の大親分みたいな扱いで、傷寒も風邪の一種なのです。ですから、「肩が張って、なんとなくぼーっとして、薄く頭痛がするような感じがして、寒気がし、しかも発汗がない」という症状があれば、インフルエンザだろうがなんだろうが葛根湯を利用するのです。

もっとガツンと発熱してきてしまったけれど、発汗がないというときは麻黄湯を利用します。胃腸が弱い人にはオススメできない処方ですけれども、麻黄湯自体はドラッグストアでも手に入りやすい漢方薬ですので、試してみてもいいでしょう。お湯に溶いて飲み、その後しっかり保温して休んで発汗させるという、葛根湯と同じ方式で服用します。麻黄湯のほうが発汗力が強く、ものすごい勢いで汗が噴き出すことがありますので、その際は何度も着替えてくださいね。

これら漢方薬はクラシエから販売されており、大きめのドラッグストアで購入することが可能です。近所に販売している店がない場合、Amazonでも手に入れることが可能です。

なお、漢方薬と言えども薬は薬。基礎疾患がある場合やアレルギーなどをお持ちの方はまずは漢方を処方してくれる医師や薬剤師に相談し、体質に合っているかの判断を仰ぎましょう。専門家の視点は素人考えではわからない危険性を見つけ出してくれますのでね。

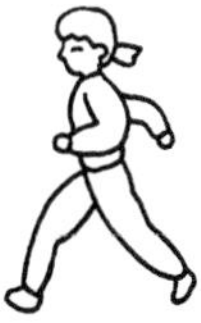

コラム

東洋医学と気象病

私は「健康気象アドバイザー」という民間資格を持っています。とくに資格が欲しかったわけではないのですが、気象病について概観を掴むような講座で、各分野のトップレベルの専門家が授業を担当するものはこの資格を取得するための講座以外に見当たらなかったのです。

東洋医学では気象条件と病は密接なかかわりがあるとされており、それを現代科学でも扱っていると知ったとき、「これはとにかく話を聞きに行かなきゃ」と思い、受講してみて大正解。とても興味深い講座でした。

現在、気象病というと気圧に関連する「天気痛」がよく知られるようになりましたが、気象病は気圧だけが原因ではありません。気温・湿度・日照・風速・風向や気象の変化が関係する症状であるならすべて気象病なのです。

これらを、東洋医学では古来から「六気」と表現していました。「風・寒・暑・湿・燥・火」です。通常の場合、この六気はごく普通の気象を司る気であり、健康な人は季節によって変動する六気に対応して生きていくのですが、あまりにも気象が異常で体にとても負担になる場合や、体力が少ない人は六気に当てられて病に陥るとされます。こうなったとき、「六気」は風邪《ふうじゃ》・寒邪《かんじゃ》・暑邪《しょじゃ》・湿邪《しつじゃ》・燥邪《そうじゃ》・火邪《かじゃ》と「邪」が付与され「六淫《りくいん》」と呼び方が変わります。

このように、天気が原因の病気は東洋医学では初期の頃から書籍に記されており、病の原因として重要なものであると認識されていたわけです。……ですが、気圧。これは、古代人には測る術がなかったわけなんですな。気圧計はトリチェリーが１６４３年に発明したそうなのですが、それ以前には計測する方法がなかったのです。だから、気圧変動によって気象が変動することを知ることもできなかったので、「嵐は突然やってくる」ものだったわけです。

そのため、古代人が観察によって見出したのは六淫までであり、気圧は含まれなかったのです。目に見えない、計測方法もない邪は見つけられなかったのでしょうね。気圧変動は気象変動に先行する場合が多く、具合が悪くなって雨が降ってきたなら「湿邪のせいだろう」と雨に邪気を求めたにちがいないですから。

なので、私としては六淫プラス気圧で七淫とでもしたらいいんじゃないのかしら……と思っています。こんな感じに。

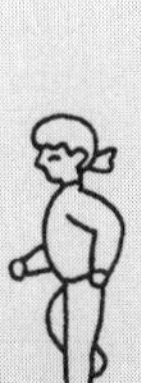

〈七淫〉

風　邪：特殊な邪気。これが他の邪気を体内に連れ込むと考えられている。風邪単体なら体の上部の症状になりやすい。また、遊走性が高く症状が素早く移り変わる。

寒　邪：冬の気。いわゆる寒さの邪で、冷えによって筋肉が凝ったり引きつったり、頭痛がしたりする。風邪とともに体内に入るといわゆる「風邪引き」になる。お腹に入れば腹風邪。

暑　邪：夏の気。高熱・口の渇き・昏倒《こんとう》など、熱中症の症状がこれに当たった症状です。

湿　邪：土用の気。日本だと梅雨や秋の長雨の気です。関節の痛み、とくに膝や腰に症状が出やすいもの。暑邪とともに体内に入りやすく、口が渇く・体が熱いなどの症状とともに四肢の倦怠感や嘔吐《おうと》下痢・湿疹などが起こる。

燥　邪：秋の気。鼻血や鼻腔の乾燥・唇が乾いて割れる・のどの乾燥・皮膚の乾燥やかゆみが起こる。咳や痰・息苦しい・喘息・胸の痛みなども燥邪が原因とされる。秋口に喘息が増えるのはコレだと東洋医学では考えるのです。

火　邪：暑邪の上位互換です。目が赤い・高熱・煩悶《はんもん》・不眠・うわごとなど、重度の感染症の症状や重症熱中症などがこれです。また、歯茎が腫れて痛む・口や舌のできものも火邪です。火邪は真夏の酷暑が原因の場合もあれば、風邪・寒邪・暑邪・湿邪・燥邪が長期にわたって体内にいて熟成された場合も火邪に転じると考えられています。

そして、もう一つ。

気圧邪：すべての季節において発生。気圧の急激な下降、ないしは急激な上昇によって目がチカチカする・めまいがする・吐き気が出る・体に痛みが出る・不眠・起き上がれないなどの多彩な症状が発生する。苦手な気圧の値は人それぞれで、1時間あたりの変動率が大きいほど症状が出やすい傾向がある。

……どうでしょう、七つ目の邪気、気圧邪。私の中ではすでに七淫めの邪に加えております。

気象病に強くなるには本書で紹介している養生法がまず大切なのですが、天気痛を軽減する方法としてペットボトル温灸や米粒絆創膏《ばんそうこう》、漢方薬などいくつかの方法が存在しています。

気象病についてさらに詳しくは拙著『その痛みやめまい、お天気のせいです――自分で自律神経を整えて治すカンタン解消法』（廣済堂出版健康人新書）を参照なさってみてください。

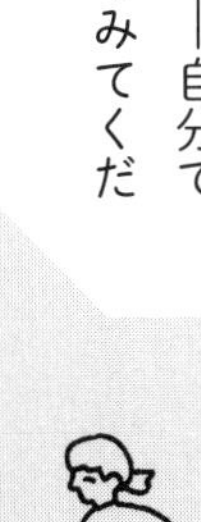

第6章

生活そのものが養生になる

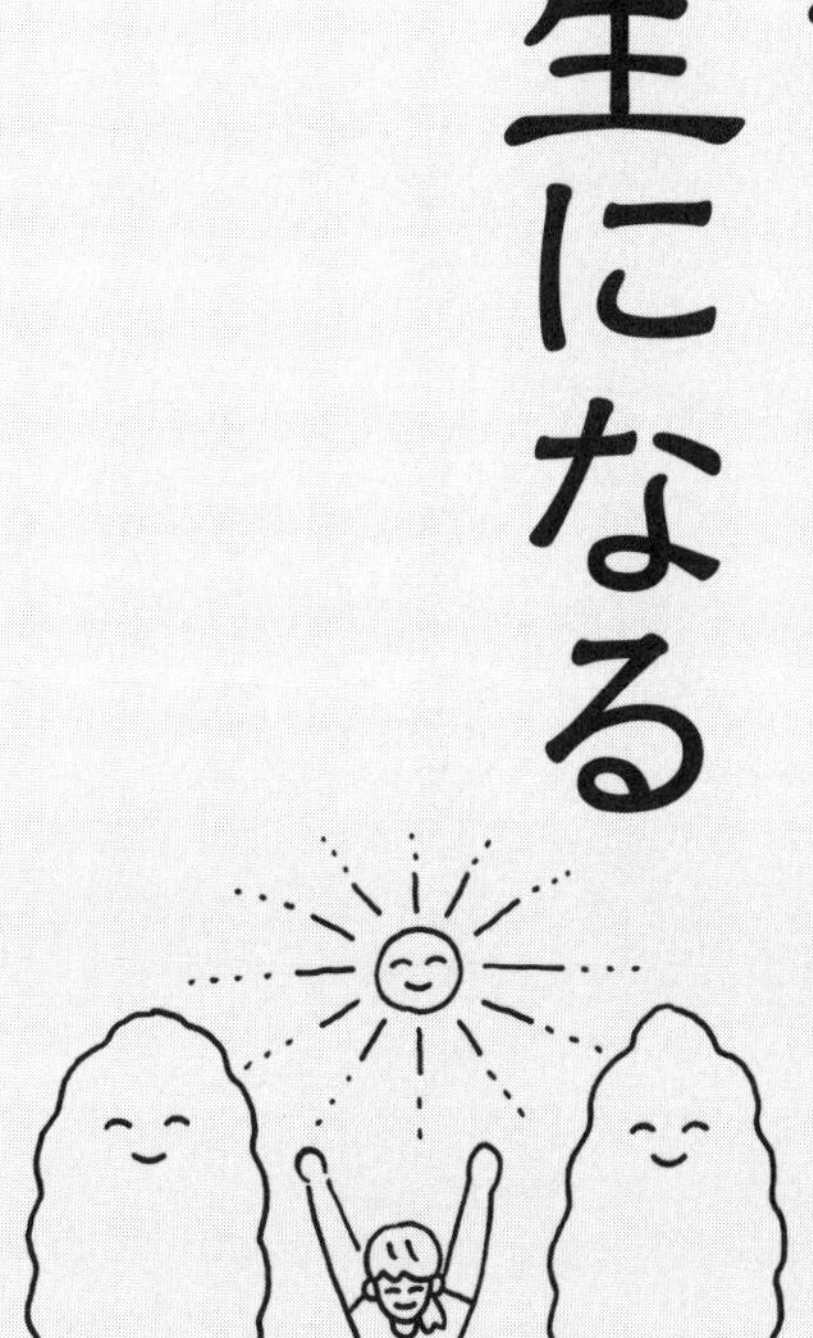

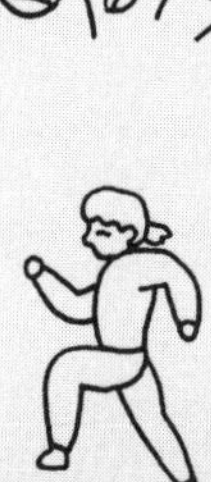

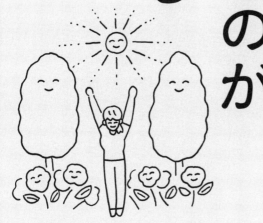

昔の人って、陰陽とかマジ理解してた

ここまで読んできて、この生活習慣って何が根拠になってるの？　と思われたかもしれません。本書で扱っている「養生」は、東アジアに伝わっている伝統医学の考え方をベースに現代医学での生活習慣病予防の考え方をプラスしたものです。一番古い養生に関する記載は、『黄帝内経《こうていだいけい》・素問《そもん》』にあるものです。書物自体は2000年くらい前に書かれたもので、とてつもなく古い医学書です。

漢文で四角四面に書かれた文章だから、現代語訳されていてもかなり固い印象なので……たとえば登場人物がチャラいニイちゃんたちだったら？　という設定で訳したものを掲載しましょう。登場人物は黄帝ちんとキハク（岐伯《きはく》）っち。

まずは、生活習慣を戒める話。

上古天真論

昔在黄帝、生而神霊、弱而能言、幼而徇斉、長而敦敏、成而登天。迺問於天師曰、余聞上古之人、春秋皆度百歳、而動作不衰。今時之人、年半百而動作皆衰者、時世異耶、人将失之耶。岐伯対曰、上古之人、其知道者、法於陰陽、和於術数、食飲有節、起居有常、不妄作労。故能形与神倶、而尽終其天年、度百歳乃去。今時之人不然也。以酒為漿、以妄為常、酔以入房、以欲竭其精、以耗散其真。不知持満、不時御神。務快其心、逆於生楽、起居無節。故半百而衰也。

夫上古聖人之教下也、皆謂之虚邪賊風、避之有時。恬惔虚無、真気従之、精神内守、病安従来。是以志閑而少欲、心安而不懼。形労而不倦、気従以順。各従其欲、皆得所願。故美其食、任其服、楽其俗、高下不相慕。其民故曰朴。是以嗜欲不能労其目。淫邪不能惑其心。愚智賢不肖不懼於物。故合於道。所以能年皆度百歳、而動作不衰者、以其徳全不危也。

昔、黄帝がいた。頭すげーよくて、ガキの頃から話が達者で物覚えちょー良くって。

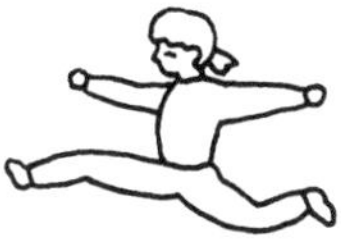

オトナになったらさらにスゲくなって、歳とったらマジ昇天したんよ。

んで、ある日先生に黄帝が聞いたね。「すげー昔の人は100歳超えてもヨボヨボしなかったらしいじゃん？　今の人は50歳くらいでヨボヨボじゃん？　なんでこうなったん？」

先生のキハク答えたんすわ。「昔の人って、陰陽とかマジ理解してたし、技術すげーし、バカ食いしねぇし、寝起きとかちょー安定してたから、ヨボヨボしなかったんすよ。だから、魂も体も寿命まで使い切りで100歳過ぎてから死んだんすよ。今の人は違うんすよね。酒をジュースみたいにがぶ飲みするし、変なこと考え続けるし、酔っ払ってエッチするし。好き勝手にエネルギー消耗してんすよ。いざっていうときを知らねえの。気持ちいいことだけしたくて寝起きとかいい加減だし。だから50歳くらいでボロッボロなんすよ。昔の人は季節の変な天気とか知っててちゃんと避けたし、変なこと考えないでココロをちゃんと守ってたし。病気とか来ねえっすよ。ココロをちゃんと暇にして休ませて、欲も少なめだったっすしね。体はくたくたまで働かせねえし、気はしっかりめぐってたし。テキトーにほしいと思うことを、テキトーに願ってちょうどいいくらい手に入れたし。だからきれいに食ってたし、ちゃんと役目を果たしてて、身分の高いのも低いのもお互い好きスキだいすきーってしてたんすよね。みんな素朴だったし。欲で目移りして疲れたりとか、エッチい考えとかでココロがアレな感じになったりしなかったんす。馬鹿でもアホでも頭良くっても、変なもんに惑わされなかったから普通に生きてたし。だから１００歳過ぎてもヨボヨボしなくって、万事オッケーって感じだったんすよ」

四季の気のマスターになる

次は、季節に合わせてこんなふうに生活しましょうという話。

四気調神大論篇　第二

春三月、此謂発陳。天地倶生、万物以栄。夜臥早起、広歩於庭、被髪緩形、以使志生。生而勿殺、予而勿奪、賞而勿罰。此春気之応、養生之道也。逆之則傷肝、

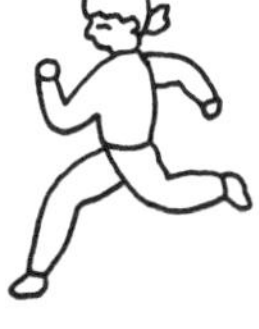

夏為寒変、奉長者少。

夏三月、此謂蕃秀。天地気交、万物華実。夜臥早起、無厭於日。使志無怒、使華英成秀、使気得泄、若所愛在外。此夏気之応、養長之道也。逆之則傷心、秋為痎瘧、奉収者少、冬至重病。

秋三月、此謂容平。天気以急、地気以明。早臥早起、与雞倶興。使志安寧、以緩秋刑。収斂神気、使秋気平、無外其志、使肺気清。此秋気之応、養収之道也。逆之則傷肺、冬為飧泄、奉蔵者少。

冬三月、此謂閉蔵。水冰地坼、無擾乎陽。早臥晩起、必待日光、使志若伏若匿、若有私意、若已有得。去寒就温、無泄皮膚、使気亟奪。此冬気之応、養蔵之道也。逆之則傷腎、春為痿厥、奉生者少。


春の3カ月はノビノビする時期っす。空も地面もなんでもわっさわさしてくるっすよ。早寝早起きして、庭の散歩とかして、ゆるふわな服装にして、気持ちもなんかよっしゃーって感じにするんす。殺しとか盗みとかリンチとか出入りとかナシっす。これが春の気に合わせたすごし方で、春の気の「生」（うまれ出るチカラ）マスターになる道っす。これに従わない悪い子ちゃんは肝を壊して、夏になるとチョー冷え性になって、夏の気の「長」（のびていくチカラ）マスターになる道が険しくなるっす。

夏の3カ月はなんでもスゲくなってきれいになる時期っす。空と地面の気がまじりあって、なんでも花が咲いて実っちゃうんすよ。日が落ちるのが遅くなるから、ほんのちょっとだけ遅く寝てOKだけど、早起きは変わんねえんす。あちいけどお日様を嫌がらないで外に出て、変に怒らずに花がパーッと開くみたいに気前よくして気を外に発散させて、アモーレに会いに行くみたいにいそいそと生活するんすよ。これが夏の気の「長」って性質に合わせた生活の仕方っす。逆らうと心を壊して秋になると熱が出たり引っ込んだりする変な病気にかかって、秋の気の「収」（おさまっていくチカラ）に合わせた生活ができなくなって、冬になると重症化するんすよ。

秋の3カ月はなんか落ち着いた感じになるっす。天の気は動きが早くって、地の気は明るくなるっす。早寝早起きして、にわとりが鳴くのと一緒に起きだすんすよ。心持ちはやさしーくして、秋のだんだん厳しくなる感じをちょっと和らげるようにす

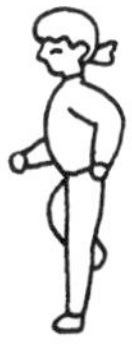

るっす。カラダの神気をぎゅっと集めるようにして、秋の気をなんかふーーーーーんって感じに平らにして、気持ちは内向きにして、肺の気をキレイにしておくんすよ。これが秋の「収」って気に対応した養生なんす。これに逆らうと肺を傷つけて、冬になるとちょーゲリゲリっすよ！　冬の気の「蔵」（ためこむチカラ）に対応できなくなるっす。

冬の3カ月は、閉じてしまいこむようにするっす。氷が張って地面はかわいてがびがびに割れるっす。だから体内の陽気をごちゃごちゃさせちゃダメっすよ。早寝して、ちょっとだけ遅起きにして……あ、そうは言っても日が出たら起きるんすよ。心持ちはなんかこう、じーっと伏して静かにしているとか、隠してるみたいにするんすよ。なんかこう、悪だくみとかして隠してるとか、いいもの手に入れたとかでナイショにするみたいに。あったかくして寒くないようにしてすごして……あ、汗かかせて気を奪われるような行為はしちゃダメっすよ。これが冬の気の「蔵」マスターになる道っす。従わないと、腎を壊して、春になって足がベラベラになってうまく立てないとか、手がほっそーくなってモノが握れないとかそういう変な病になって、春の気の「生」

マスターになれないっすよ。

人類は2000年前から進化していない

この2篇は、ものすごく長大で、東洋医学の最重要古典といえる『黄帝内経・素問』の一番最初に書かれているものなのです。さまざまな治療法よりも先に、不摂生はダメだよ、季節に合わせてこう生活するといいのだよ、と書き記したということの重みを感じてほしいです。

そして、２０００年近く前の書物に、「今の人は不摂生だからダメなんすよ」と書かれているというのが、なんとなく笑いを誘います。人類、進化してない。全然変わってない。私たちも、昔の人たちも、やっぱり不養生は大好きだったわけです。

ですが、大昔は飲み食いなどで不養生をできる人間はお金や時間に余裕がある人たちだけであって、平民はそんなに余裕のある生活ではなかったですし、暑さ寒さを防ぐ手立ても現代のように豊富ではありませんでした。だからこそ養生をかっちり行って、病気や暑さ寒さに負けない体を作ることが大切だと説かれたわけです。そうしな

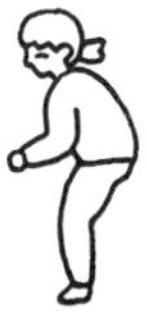

かったらすぐ死んだからです。

翻って現代の私たちは、それこそ昔話の王族よりも贅沢な暮らしが可能です。家には断熱材が入っていて、空調設備はあるし、冷蔵庫もある、蛇口をひねればきれいな水が出る、食料は買いに行けばいい、安い合成繊維の暖かい服もダウンジャケットも買える……こんな生活、昔は魔法でも使わなかったら不可能です。

現代の生活は、さまざまな便利なものがあるために、環境から受ける影響が最小限に抑えられており、ちょっとした不養生程度なら死ぬほどの病に陥る原因にはならないのです。ですから、「寝る・食う・動く」も少々羽目を外しても平気なわけです。忘年会で酒飲んで酔っ払って帰宅して、玄関入ってちょっとのところで半裸で寝ていたとしても凍えて二度と目が覚めないなんてことはないです。古代だったらたぶん死んでますね。

20代の頃より元気な40代

でも、ここは逆に考えてほしいところなのですよ……古代人よりも環境から受ける影響を文明の利器によって抑えることができている現代なら、少しの養生で恐ろしく元気でいられるということなのです。これは私自身が実感していることです。

私が養生をきちんとし始める15年以上前に遊んでいた友人に久しぶりに出会って、「あの当時より若返ってるってどういうこと」と言われたり、結婚してから10年経った夫が「変わらなさすぎて気持ち悪い。50超えたよね？」と友だちに言われたり。たしかに夫も私も、昔より元気なのです。

歳をとるといろんなことがどうでもよくなり、細かいことは気にならなくなるから元気になるとも言えるのですが、それだけじゃないのですよね。だって、明らかに体力も気力も20代の頃よりあるんだもの。そして、若かった頃よりもずっと楽しく生活できるようになっているのです。

お酒を飲んで遅くまで起きて、休日は遅くまで寝ていて、イベントや何やらで忙しく外出し、好き勝手に流行りの甘いものや味の濃いものを食べていた頃よりずっと人生が楽しいのです。あの頃、そういうものがなければ生きているなんて楽しくもなんともないと思っていましたけど、違いましたね。

気分の上下も少なくなり、どちらかといえば常に機嫌がいいほうへココロのベクト

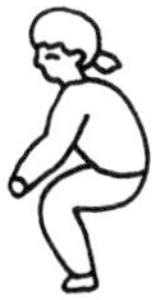

ルが向くようになりました。体調が良いということは、ストレスに対する耐性もつくということなのだと思うのです。子どもが生まれてからのほうが格段に忙しくなっていますし、独立開業して会社の経営やスタッフの雇用などさまざまな責任も担うようになりました。だけど、そんな重圧もなかった頃より、今のほうが楽しくて元気なのです。

自分の本当の欲望に従う

きちんと食べようとすると食費だけは今までよりもかさむかもしれないです。だけれど、それ以外の部分はぐっと支出が抑えられるようになります。病院なんて検診以外ほとんど行かなくてすむし、化粧品などにかけるお金も最低限になります。そうなると、自分が本当に楽しくて必要としているところに、享楽的にかけられる資金が増えるってことなんですよね。

現代人の養生は、文明の利器に下支えされているために、「命の保証を得るための手段」から、そもそも現代医療などによって保証されつつある「長い命を楽しんで使い切る」ためのターボチャージャーとか加速装置みたいなもの……になっているのだと思うのです。

たとえば、私は以前と比べてほとんどお酒を飲まない状態になっているため、年末年始に飲むものにはガッツリお金をかけたりします。シャンパーニュの名品、ルイ・ロデレール クリスタル ブリュット、1本で2万円超とかね……本当に美味しかったです。こういうのをきっちり飲んでみると、普段に安酒飲んで体調不良に陥るのがすごくつまんなくなります。

他には、絶版古書とかを見つけ出したときに躊躇《ちゅうちょ》せず買えるとか……まあそんな感じで、自分の本当の欲望に従ってコストをかけることができるようになるわけです。禁欲主義とは程遠いのが私の提唱する現代的な養生なのです。

やることはシンプル。やらなくていい手間は省いて、やるべきではない生活習慣をそぎ落とし、やるべきことだけに注力するだけ。そうすると、自動的に楽しめるだけの資力が増えるというわけなのです。

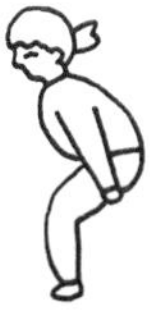

現代版の養生で楽しんで生き切る

では、最終段階です。今までお教えしたことを実践しましょう。まず、自分のココロとカラダの不具合をざっと書き出してみましょう。その上で、「寝る・食う・動く」をしっかりとコントロールしてみること。これをまず1週間……そして1カ月。

さまざまな文明の利器は存分に使いましょう。なんでもかんでもナチュラルに、自然に、手作りで……という考えはそこの角のゴミ集積場に出してきてください。私たち人間が「死」を怖がり、それを遠ざけるためにさまざまな知恵を振り絞って作り出してきた道具は存分に享受しなければもったいないですし、先人に対して失礼だとも私は考えているのです。便利なものは使います。電子レンジだって、食器洗い機だって、もちろんエアコンやガスファンヒーター、ドラム式洗濯乾燥機、除湿機。たくさんありますよね。

以前、ある雑誌と喧嘩したことがありました。無添加の冷凍食品やレトルトパウチ食品を使って忙しいお母さんを助ける企画だったので、すぐにOKして企画書を送ってもらったのです。そうしたら、「冷凍餃子を蒸し器で10分」と書いてあるので、「これは、電子レンジではダメなのですか？」と聞いたのです。編集部の答えは「蒸し器でお願いします」とのことだったので、いろいろ問いただしたところ、電気をできるだけ使わないで環境保護を……という趣旨の答えが返ってきたため、「では取材先がＩＨコンロだった場合は？」と重ねて聞くと「写真撮影の際に写らないようにします」という答えが返ってきたために、お断りしました。なんじゃそりゃ。電気を使わずガスなら環境に良いというエビデンスはどこにあるのでしょう？

環境を大切にしようと考えるエコな人たちは、「ひと手間かけて」「みんなが少しずつ我慢して」というのですが、エネルギー自体を大量に使っているのは家庭ではなく、流通や製造という私たちの手元から離れた場所なのですよ。これは、患者さんでエネルギー研究のエキスパートである方から教わりました。話を聞いたときは衝撃的でしたけどね。ですから、家庭内で文明の利器を使わないことより、おそらくコンビニが24時間営業しないですむように夜中に買い物に行かないとか、加工食品を買う量を減らすなどのほうが、よほど環境保護に役立つはずです。

だから、家の中では使わない部屋の照明は消すとか基本的なことは守りますが、文明の利器は臆さず使い、現代版の養生をきっちりとこなしていくのです。

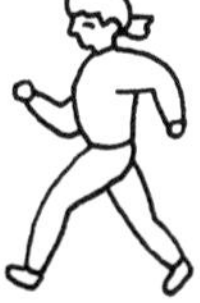

ここでも大切なことは、1日くらいできなかったからといってそこで全部やめないこと。三日坊主をずっと繰り返しやっていたら、それはずっと継続しているのと同じです。

およそ3カ月ほどしたところで、最初に書き出した不調がどうなってきたかを確認してみましょう。おそらくは3カ月を待たずにだいぶいろいろな不調が改善してきていると思います。

1年続けたら、季節ごとに出る不調の出方が軽減していることに気づくはずです。2年続けられたら、「自分はこんなに元気な人だったのだ」と思えるようになります。これは、前述の私が主催しているオンラインサロン「ハイパー養生団」の団員たちを指導してみて感じたことなのですが、ターボチャージャーがつくくらいに楽しく元気になるには2年間の継続が目安であるようです。

そこまで続けられたら、みなさんの生活そのものが養生になっているはず。続けていけばいくほど、気力体力、それと無駄に使わなかった分の財力が増えていきますから、あとは、「ああ楽しかった」と息をひきとるその日まで養生と生きる楽しみを繰り返していくことです。

「おおゆうしゃよ、しんでしまうとはなにごとだ！」

ドラゴンクエスト世代なら誰でも知ってるセリフですね。小学生の頃、このセリフを聞いてゲラゲラ笑いました。「しんでしまう」を「なにごとだ」で受けるという、このミスマッチな感じが絶妙なのですよ。だいたい死んだ人が生き返ってさらに叱られてるんですから、おかしな話です。

ゲームの中では相変わらず、ものすごい数のキャラクターがあっという間に死んでいますが、現代日本では、そうそう簡単に人は死なないようになっています。長生きしていておめでたいことなのに「私、もういいんですけどねえ」なんてぼやいている方もけっこういらっしゃるのです。なんと言うか、「死なない」のではなくて「死ね

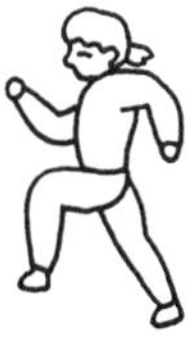

ない」という言葉のほうが、正確なところを言い当てているのかなとも思うほど。そんな長寿の方々がおっしゃるのは、「元気で長生きならいいけどねえ。あっちこっち調子悪くなって」という類の言葉です。

生きている間を楽しんでいられるようにするには、長く生きるだけじゃ足りないんですよね、「元気で」生きていられないと。私は、養生がそれを可能にする唯一の方法じゃなかろうかと思っています。

最近は、平均寿命と健康寿命なんて言葉も一般に知られるようになりました。亡くなる年齢である平均寿命と、生きているけれど健康ではいられなくなる年限＝健康寿命には、男性では9年、女性では12年の隔たりがあるそうです。あっちこっちがキツイなあと思いながら人生の最後の9年や12年を過ごすのは、ちょっとつらいなあと思います。

無理をしたり、どこかを集中的に使ったり、無駄に享楽したりすると、1カ所だけすり減って、そこがウィークポイントとなり、最終的には健康寿命を迎える原因となるわけです。養生というのは中庸を目指すものだとされています。中庸とは偏りなく平らかに……という意味なのですが、生きていく上での中庸って、きっとココロとカラダの機能を満遍なく使って、死ぬときに全部きれいに使い切れるようにすることなのだろうなと。

仏教には「生老病死」という言葉があります。これは、四つの苦しみという意味で四苦と呼ばれます。生まれて老いて病を得て死ぬという生き物のライフサイクルすべてが苦しみであるという考え方なのですが、私としては、「病」のところをちょっと軽くすることができれば、だいぶ苦しみが減ると思うのです。「生老死」は避けて通ることができないわけですが、「病」は養生することでいくらか避けられるのです。そうすれば、だいぶ長くなった人間の生を、全部しっかりと楽しんでから逝けるのではないかと思います。私、うまく逝けたらお釈迦様に「四苦じゃなかったよ、三苦だったし、けっこう楽しかった」と浄土で言ってやろうと思っています。

生まれたからには死は避けられない。老いからも逃げられない。この本が、長くて短い人生を生きる人たちのコンパスがわりになれることを願います。

２０１８年６月

若林理砂

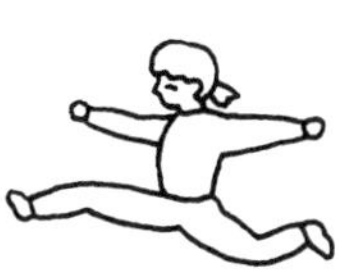

註記

※1　厚生労働省ホームページ「表１ 主な年齢の平均余命」
http://www.mhlw.go.jp/toukei/saikin/hw/life/life16/dl/life16-02.pdf

※2　厚生労働省ホームページ「健康づくりのための睡眠指針２０１４（平成26年3月）」
http://www.mhlw.go.jp/stf/seisakunitsuite/bunya/kenkou_iryou/kenkou/suimin/index.html

※3　日経 Gooday 30+「長時間労働はなぜ悪い？　医師が明かす睡眠不足の怖さ」
https://style.nikkei.com/article/DGXMZO13270410T20C17A2000000?channel=DF140920160927&page=2

※4　「mornin'+」の商品ページ
https://mornin.jp

※5　「Choose MyPlate」の公式ページ
https://www.choosemyplate.gov

※6　独立行政法人農畜産業振興機構「野菜の旬と栄養価」
http://vegetable.alic.go.jp/yasaijoho/joho/0811/joho01.html

参考文献

『8時間睡眠のウソ。 日本人の眠り、8つの新常識』川端裕人・三島和夫／日経ＢＰ社
『朝型勤務がダメな理由 あなたの睡眠を改善する最新知識』三島和夫／日経ナショナルジオグラフィック社
『黄帝内経素問 上巻―現代語訳』南京中医学院（編著）、石田秀実（監訳）／東洋学術出版社
『黄帝内経素問 中巻―現代語訳』南京中医学院（編著）、石田秀実（監訳）／東洋学術出版社
『黄帝内経素問 下巻―現代語訳』南京中医学院（編著）、石田秀実（監訳）／東洋学術出版社
『黄帝内経霊枢―現代語訳（上巻）』南京中医薬大学中医系（編著）、石田秀実・白杉悦雄（監訳）／東洋学術出版社
『黄帝内経霊枢―現代語訳（下巻）』南京中医薬大学中医系（編著）、石田秀実・白杉悦雄（監訳）／東洋学術出版社
『天気痛 つらい痛み・不安の原因と治療方法』佐藤純／光文社新書
『新版東洋医学概論』東洋療法学校協会（編）・教科書検討小委員会（著）／医道の日本社
『新版経絡経穴概論』教科書執筆小委員会・日本理療科教員連盟・東洋療法学校協会／医道の日本社
『生気象学の事典』日本生気象学会／朝倉書店

若林理砂（わかばやし・りさ）
臨床家・鍼灸師。1976年生まれ。高校卒業後に鍼灸免許を取得。早稲田大学第二文学部卒（思想宗教系専修）。2004年に東京・目黒にアシル治療室を開院。現在、新規患者の受け付けができないほどの人気治療室となっている。古武術を学び、現在の趣味はカポエイラ。著書に『東洋医学式 女性のカラダとココロの「不調」を治す44の養生訓』（原書房）、『安心のペットボトル温灸』『大人の女におやつはいらない』（夜間飛行）、『その痛みやめまい、お天気のせいです――自分で自律神経を整えて治すカンタン解消法』（廣済堂出版健康人新書）、など多数。

絶対に死ぬ私たちがこれだけは知っておきたい健康の話
「寝る・食う・動く」を整える

二〇一八年八月五日　初版第一刷発行
二〇一八年十月十一日　初版第三刷発行

著者　若林理砂
発行者　三島邦弘
発行所　（株）ミシマ社
郵便番号　一五二-〇〇三五
東京都目黒区自由が丘二-六-一三
電話　〇三（三七二四）五六一六
FAX　〇三（三七二四）五六一八
e-mail　hatena@mishimasha.com
URL　http://www.mishimasha.com/
振替　〇〇一六〇-一-三七二九七六

ブックデザイン　佐藤亜沙美
カバー・本文イラスト　朝野ペコ
印刷・製本　（株）シナノ
組版　（有）エヴリ・シンク

ISBN978-4-909394-11-8

好 評 既 刊

健やかに老いるための時間老年学

大塚邦明

古来、からだの中に、時間は存在していた

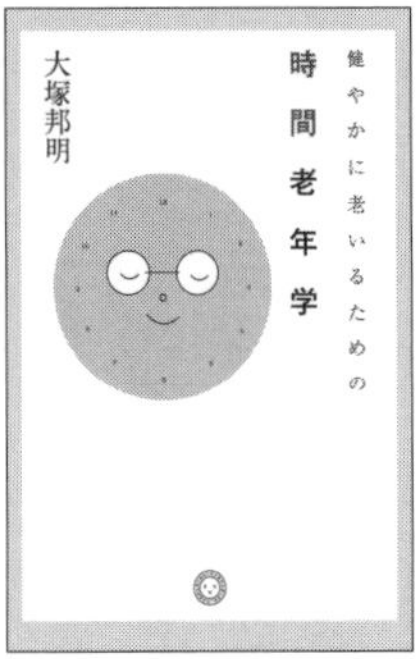

認知症、がん、生活習慣病…「生体リズム」を取りもどせば、予防できる！　健康を維持し、老いのスピードを整え、病を予防し、健やかな長寿を得るために——。時間医学の第一人者が「生体リズムを整える方法」を説いた、医学読み物。

ISBN 978-4-903908-52-6
2000円（価格税別）

上を向いてアルコール

「元アル中」コラムニストの告白

小田嶋隆

なぜ、オレだけが脱け出せたのか？

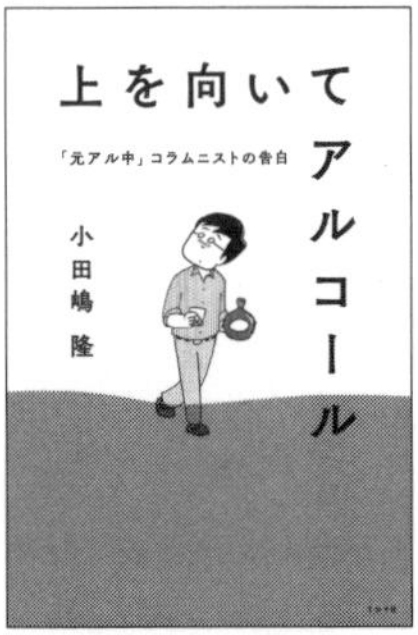

「50で人格崩壊、60で死ぬ」。医者から宣告を受けて20年——アルコールを断った「その後」に待ち受けていた世界はいかに？？　300万のアル中予備軍たちと、何かに依存しているすべての人へ贈る。

ISBN 978-4-909394-03-3
1500円（価格税別）